DR JESUS DE GUTTE DOKTER

Besser ENDE MEDISIN

DR JESUS DE GUTTE DOKTER

Jeff Smith Autor

All Rechter reservéiert. Keen Deel vun dësem Buch däerf reproduzéiert oder iergendeng Form iwwerdroe ginn oder op iergendeng Manéier ouni schrëftlech Erlaabnes vum Autor.

Veröffentlecht vum JM Smith Publishing
jks1227@yahoo.com

DEDIKATIOUN

Ech si vill Mol krank ginn an et waren déi déi mir gehollef hunn. Dokteren a Famill a Frënn waren do an ouni si géif ech net geheelt ginn. Ech hat dee beschten Dokter am Geschäft. Dëst war Dokter Jesus an ech soen dem Gudden Dokter merci fir seng Heelenkraaft.

Ouni de gudden Dokter hätt ech ni vun iergendeng Krankheet geheelt.

Léisst depressiv DER Krankheet

Wann Dir krank ginn, wat maacht Dir ? Ech soen stäerkste erreechen fir hir Fläsch vun aspirin an huelen zwee an duerno zougemaach verwandelt huet. Déi meescht hoffen datt Zäit eleng se heelen a vläicht brauche se net méi ze maachen. Si hunn hir Aarbecht gemaach. Vläicht e bësse Poulet Zopp a ruffen hir Frënn oder post online dëst ass net e gudden Dag fir si. D' Symptomer allgemeng kréien verschlechtert ier se besser kritt. Dëst verursaacht eis ze bewäerten wat falsch mat eis ass. Hutt Dir jeemools gouf krank virun ? Vill Mol sinn ech sécher. Wat huet dech geheelt? Gitt Dir en Dokter? Firwat fille mer eis sou? Firwat verdéngen ech dat? Ech hu Saachen déi ech sollt elo maachen, awer ech kann et net. Wäert eis Diagnos oder Input vu Frënn eis hëllefen? Vläicht wäert et e puer sinn awer mir sinn nach ëmmer krank. Heemechtsmittel an iwwer de Medikamenter kënnen d'Symptomer erliichteren, awer mir musse et aushalen .

Fir gutt ze kréien, wat brauche mir ? Do muss eppes sinn fir mech besser ze fillen. Mäi Kierper verletzt a mäi Geescht deet wéi. Mat der Zäit schéngt et net besser ze ginn. Soll ech opginn ? Ech wëll net opginn, awer am Moment net vill Hoffnung.
Dëst ass wou de Gudden Dokter an de Raum eragitt. Och wann Dir net do biede Hien wäert bezuelt Dir e fueren. Eemol Hien am Sall eis ass Self Diagnos kann Cessatioun.
Bleift net drun, mir si fir eng Zäit krank . Firwat ass Hien net méi fréi komm? Well Hie war déi ganz Zäit do an Dir hutt hien net gesinn. Hie sollt ären éischte Gedanken gewiescht sinn, net eng lescht Gedanken.
Mir wëllen Iech trainéieren wéi hien zu Him ruffe wa mir krank sinn.
Ass hien dir hëllefen ? Jo, Hien wäert ... ECHTE Zäit. Hien ass vläicht deen eenzegen Dokter, deen Haus telefonéiert.
Loosst mech soen eppes iwwer medezinesch Dokteren. Si sinn e puer vun de meeschte wichteg Leit an déi spezielle Leit op der Äerd, mä si schaffen fir de Gudden Doctor.
Meng Aen Chirurg huet mir viru kuerzem gesot datt „De Jesus mécht alles. Ech sinn einfach d'Instrument wat

hie benotzt. "Dëst ass e gutt ausgebilte Mann, deen u ville Heelen deelgeholl huet. Et ass méiglech datt eis eegen Diagnos d'Heilung méi lues mécht. Mir sollten als éischt den Dokter Jesus sichen an dat verschwënnt de Prozess. Dir braucht Jesus awer Hien brauch lech och. De Punkt vun dësem Buch ass ze educéieren Dir ze erreechen fir Jesus ier Dir fir Medezin erreechen. Dir kënnt Medizin brauchen, awer de Jesus ass déi bescht Medizin déi Dir jeemools fannt. Ech hoffen dir Jesus akzeptéiert hunn, mä och wann Dir hutt net Hien ass do ze hëllefen dir an helpall vun der Fräiheet. Hien huet jiddereen an dann gin engem Dokter ze ALLEGUER. Wësse Hien ass do sollt de kierperleche Schmerz manner maachen. Ech hunn dat Zeien . Ech hunn eng Fra an engem Spidol gesinn deen net an Deeg geplënnert war an huet vu Schmerz gekrasch. Da setzt hatt sech op a laacht a bléckt „do ass Hien. De Jesus ass direkt do ... kanns de net all gesinn ? „Ech gleewen, datt de Jesus all Dag Spidol mécht. Hie war vläicht deen éischte Kaploun an der Geschicht.

De Jesus ass vläicht deen eenzegen deen Dokter ass an e Kaploun och. Dir musst Him net op Ärer Versécherungskaart opgezielt sinn . Et gëtt keng deduktibel oder co-bezuelt wéinst. Du kriss de Virdeel einfach duerch gebuer ze ginn. Hutt Dir dëse Virdeel verdéngt? Nee, keen vun eis verdéngt dëst awer ass e wierklechen Benefice. Dir kënnt Är Versécherungskaart net verléieren. Är Politik bleift intakt. An Tatsaach Dir mat Äre duerginn kréien och wann Dir net eng Politik hunn. Sot dat zu engem Versécherungsverkeefer. Weess jiddereen iwwer dës Gesondheetspolitik. Dir vläicht hunn se zweemol ze soen nodeems se net déi éischt gleewe kann Notifikatioun.

WEI BEZUELTEN BEHANDELEN

Déi éischt Berodung, déi mir hunn, ass d'Diagnos ze vergiessen . Probéiert et net erauszefannen. Vertraut de gudden Dokter.

Dëse Mënsch weess wat Hien ass maachen. Vertrau mir op dat. Hien huet all d'Erfahrung a Wëssen déi néideg sinn fir Iech ze behandelen. Hien brauch keng medizinesch Zäitschrëften oder Tester aus dem Labo. Trust mech zu wëssen Dir vläicht net gesinn Him um Är Bett mee Hien ass do. Hien kann um MÉI bedsides op der selwechter Zäit an hien net e Fichier oder engem Beräich brauchen ze Seng medezinesch erhalen Flichten.

De Gutt Dokter ass presséiert fir bei Iech ze kommen. Tatsächlech
Ech hunn den Dokter gefrot wéi dacks sollt ech bieden? Hien sot mech "eemol engem Dag." Fänkt Är Gebiet wann Dir erwächen a stoppen nët gebiet bis Dir op ze schlofen goen Nuecht.

Wann Dir sidd geschlof Hien kann gin maachen mental oder kierperlech Agrëff iergendwou.
Ech war krank an hien ass a mengem Zëmmer gekleet als Dokter geklommen . Ech sot "Hallo Dokter" Ech mengen Hien beléift ginn genannt , dass an gefall dass ech unerkannt Him als der Good Doctor. Ech gefrot Him wat Zort vu Behandlung gemaach Hien

recommandéieren? Hien huet mir déi selwecht Behandlung fir all Krankheeten gesot. Hien sot Medikamenter an Dokteren sinn all wichteg. Hien huet gesot datt all Dokteren fir Hien schaffen. Hien sot amplaz vun begruewen dräi Zäit engem Dag ze biede fir Him dräi Mol engem Dag. Hien sot zu ruffen op Him permanent während der Krankheet. Hien huet gesot och ëmmer op Hien ze ruffen wa mir fille gutt wéi dat eis verhale ka krank ginn.

Ech gefrot Dr. Jesus wann Hien géif schreiwen e Rezept fir mech. Hien huet gesot datt de Rezept scho wier an der Plaz an datt et kee Rezept fir d' Bidden gebraucht gëtt.

Ech hu gefrot kann ech iwwer dëst Rezept overdoséieren? Hien huet gesot, wann hie Gebieder dräimol am Dag verschriwwen huet an ech dausend mol den Dag gebiet hunn, dat wier ok.

Vertrauen op Hien fir d'Krankheet ze behandelen. Säi Wuert verfollegen an d'Erhuelung wäert méi séier sinn.

Kann ech op Ärem medizinesche Betrib sinn?

Ech hunn de gudden Dokter dës Fro gestallt. Wou kréien ech lizenzéiert fir op Är medizinescht Personal ze sinn? Hien huet mir gesot datt ech de Manual esou dacks wéi méiglech liesen. Hien huet gesot fir den Manual deeglech ze liesen. Ech hunn den Dokter gefrot "wéi ass de Numm vun dëser Handbuch Dir sees mir iwwer? "Hien huet geäntwert: " D' BIBEL. " Fir offiziell lizenzéiert ze ginn, muss ech mäi Liewe fir Him ginn an wann ech dat maachen , sinn ech offiziell Member vum Team Jesus. Dir braucht keng Joeren vun der medizinescher Schoul, awer eemol am Personal fänkt d'Joer vun der Aarbecht a konstanter Ausbildung un. Egal vun Ärem Alter, du muss kontinuéierlech sichen Säi Wëssen a Féierungspositiounen.
Ech hunn den Dokter gefrot wéi ech Patiente kéinte behandelen. Hien sot hien fänkt mam Heem un a biet fir jiddereen am Heem. Gitt an Ärem Auto a biet fir jiddereen deen Dir gesitt. Fuert duerch e Spidol a stoppt. Biet fir jiddereen am Spidol. Biet fir d'Personal am Spidol. Erënner dech datt si fir mech schaffen Hien huet gesot. Kuckt d'Neiegkeeten a biet fir jiddereen involvéiert an de Geschichten déi se erzielen. Biet fir eis

Leadere datt se gesond bleiwen. Biet fir Leit déi Dir net gär hätt. Denkt drun datt ech un hinnen schaffen an Dir sidd mäi Partner elo an Teammember.

Denkt un jiddereen deen an Ärem Liewensdauer Äre Wee gekräizegt huet a biet datt si gesond a Kierper a Geescht sinn. Wësst wa se weidergaangen sinn, datt mir e super Gesondheetsprogramm do hunn. Et gëtt keng Krankheet am Himmel. Firwat ? Hien huet gesot datt e Grond all déi Gebieder ginn, déi op der Äerd ënner villen anere Grënn ginn.

Opgepasst sin ech versichen ze schreiwen an den Doctor wäert net huelen eng Paus. Hie gëtt mir Asiicht awer léisst seng Aarbecht ni fir e Moment ofhalen.

Ech géif gären un astellen dëser Guy mee hien huet gesot hie géif meng Firma zu beroden Muecht dëngen. Hien huet gesot datt keng Fro ausser Grenzen hält. Eng vu senge Gesondheet Virdeeler ass, wann eise Geescht ze Beräicher ginn, wou mer net sollen, dass Hien wäert nodeems eis zu engem besseren Géigend oder greener pastures. Hien huet gesot datt d' Handbuch Hien virdru beschreift deckt dëst .

Ech hunn Him gefrot wat kann ech iwwer Leit maachen , déi anescht gleewen

wéi ech ? Hien huet gesot fir si ze bieden an hien huet gesot datt dës Leit an menger Dier kënne kommen a mat mir all Moment schwätzen. Hien sot "Ech wäert Zäit maachen fir hinnen an ech ka ginn Iech Gedanken ze hëllefen mech mat hinnen."
Sin ech Léieren sou vill aus de gudden Dokter an Hie wäert och Iech z'äntwerten. Frot mech oder all Chrëscht fir seng Zuel. Ech sinn net sécher op ob hien E-Mail huet awer Hien liest alles wat Dir schreift.
Ech hat e Fotograf sinn wann Hien huet mir eng Kopie vun der Manuell.

One Saach der Doctor gär , wann Dir mir eng Kopie vun dësem Handbuch fir esou vill "medezinesch Patienten" wéi Iech kann.
Dëst kann Iech souguer dozou féieren, datt Dir e Master- Grad vum gudden Dokter verdéngt.

LËSCHT Kuckt Dëst MANUEL

Wat iwwer dëst Handbuch ech halen héieren iwwer? D' Reporter déi d'Geschichten an der Handbuch briechen

. A si se zertifizéiert Reporter? Ech hunn héieren datt se all eng grouss Kredibilitéit hunn an déi néideg Ausbildung kritt hunn, fir hir Positioun qualifizéiert ze hunn. Meng Virwëtz ass agetriichtert der besser vun mech. Ech hunn d'Handbuch vill Mol gelies an all nei Kéier wann ech gelies hunn, kréien ech nei Abléck an all d'Saachen. Vläicht ass dat firwat d'Handbuch ass bezeechent zu wéi de Living Wuert. Meng Schrëfte sinn net d'Léiwt Wuert, awer da sinn ech net de Gudden Dokter. Ginn et Geschichten am Handbuch déi de gudden Dokter beschriwwen déi medizinesch Aarbecht mécht? Ech weess, datt hien de Jong vu Gott ass, awer och en Dokter ? Ass hien wierklech och en Dokter ?

Mir wëssen, datt de Jesus ass de Éiere vun Séil a Kierper, an der New Testament ass replete mat Konte vun Seng Kranke Wierker. Awer wéi ënnerscheede mir de Jesus als den Heeler an de Jesus als den Dokter? Ech streiden déi zwee op Hand an Hand a sinn déi selwecht. Wéi mir weider mat eisen Iwwerleeungen iwwer d' Nimm an Tittele vum Jesus, wëllen mir e bëssen haut denken, e bësse haut reflektéieren, iwwer de Jesus als den Dokter. Elo, als Titel fannt Dir dëst net - wéi kënnt Dir soen? - direkt an der Schrëft. Dir hutt sécher d'Aktivitéit vum Jesus als Heeler, wéi deen deen heelt, als den Dokter. Hien huet den Titel The Good Doctor verdéngt. Nodeem Hien am Jordan gedeeft gëtt, nodeems Hien an der Wüst versicht ass, kënnt hien an d'Mënsche vun de Leit eraus, an hie geet iwwer all Manéier hir Krankheeten ze heelen, an et gëtt se souguer opgezielt: Epileptiker a Lunatiker a Lähmung an all dës Leit déi leiden.

Elo, nee o n e c engem N r E engem d t hien New Testament-Matthew, Mark, Luke, fir sécher-ouni geknackt wéi Jesus ass verkënnegt praktesch op all Säit, Sënnen verzeien, verkënnegt Séilen a Kierper, Liewe vun de Leit. An dann zu St. John de Jesus wou Dir hutt de healings vum Jesus "de Schëlder," genannt wou hien Doudecher Kand vum Centurio; Hien huet d'Paralytik op der heelen Plaz vu Bethesda geheelt; Hien Doudecher de Mann , dee war gebuer blann. An, vun natierlech, der ultimate Heelung ass der Restauratioun ze Liewen vun de véier-Dag-dout Läich, Lazarus.

Mä wat mir wëllen elo ze gesinn, ganz, ganz direkt an ganz einfach, ass, datt de Jesus huet d' Heelung Muecht. Hien ass en Dokter. Hien huet geheelt. Hien heelt Kierperlech Krankheeten. A si sinn opgelëscht. Ech schonn opgezielt, wéi se seet zu der Schrëft, datt [Hien geheelt] "all Art vun Krankheet," et seet, datt si zu Him huet. Ech gleewen dat [ass] am Evangelium vum Matthew, wou se souguer am Ufank soen wat dës waren, d'Aart vun Heelen déi Hien tatsächlech gemaach huet.

Wann mir kucken op de Jesus wéi d' Éiere, d'et vill Saachen, déi mir ze verstoen hunn, datt mir hei kënnen wéi mir dat besonnesch bei Frankfurt maachen. Éischt vun all, an der Bibel et ganz kloer, datt de Mënsch verursaacht hunn Krankheeten vun vergiessen a Kierper, vun Séil an hirem Fleesch, well vun der Sënn. Et gëtt dës absolut ontologesch, organesch Verbindung tëscht Béisen a Krankheet. An de Genesis Konten ass dat natierlech ee vun de Punkten déi gemaach ginn. Wann den Adam an d'Eva sinn am Paradäis a sinn gefollegt Gott a sinn kennt Liewen an de Gaart, d'do keng Krankheet; et gëtt keng Krankheet; et gëtt keng Trauer; do ass kee Leed; Well, wann se Gemeinschaft mat Gott gesicht hunn, wann se bass Goss aus vun Paradäis, da si si astellen an eng Welt vun Krankheet, an esouguer Terror. Dëst kënnt zréck an d'Handbuch déi ech vill Mol erwähnt hunn. Lieweg vum Jesus sengem Wierk kann besser si wéi Medizin huelen. Dat ass de ganze Punkt vun dësem Buch. Dëse Doud ass do. Mir bass gemaach ze ginn Jongen vu Gott. Adam ass genannt de Jong vu Gott, nach mir stierwen wéi all Beast vun der Plaz. Mir just kommen wéi all Zort vun Déieren, mä d'Fuerderung ass: datt wéinst eisem getraff Gemeinschaft d' mat Gott, duerch d'disobedience vun de Geboter. An hei, géif d'Strophe Unterrécht ganz kloer gin: wa mer de halen Geboter vu Gott a mir bleiwen zu Gemeinschaft mat Gott a liewen vun de Geescht vu Gott, mir Muecht iwwer jidder béise Geescht an iwwer all Krankheet an all Krankheet hunn wier. Mir géifen kënnen ze halen [eis] lieweg, mee keen vun eis ka maachen et. Duerch Jesus kënne mir den Doud awer nëmmen duerch hien besiegen an eis Liewe fir hien ginn. Dëst ass deen eenzege Wee fir Krankheet an Doud ze besiegen.

A wann hien d' Wiesen gekräizegt, se souguer dech Him a soen, "Kënnt net dësem Mann, deen [ass] d'Aen opgemaach an vun der blann, huet selwer aus gëtt gekräizegt?" An d' Äntwert ass: vun natierlech Hien konnt hunn, mä der nëmmen Hien Wee schlussendlech der Welt geschäerft hätt, an geschäerft all d'Krankheeten vun Männer an Dréimoment an der dout, wou den Doud wéinst der Krankheeten kënnt an der Terreur an der Gewalt vun menschlechen Liewen, déi eenzeg Aart a Weis kéint Hien maachen dass ultimate ass andeems hien et a senger ganzer Essenz an a sengem Kär an a senge ganz Wuerzelen ofgekillt huet, andeems hie selwer stierwen . Hien hëlt et op sech selwer an heelt et all mat sengem Blutt. Hien zerstéiert all Däischtert an Krankhéeten gesäit Grenzen all déi affliction a selwer Leed. De Gutt Dokter wousst datt hien d'geeschtlech Medizin fir jiddereen ausdeet an duerch all Zäiten ausgeet. Och dëst ass de Beweis datt hien de gudden Dokter ass wéi hien all Krankheet kann besiegen .

 Et ass jiddwerfalls eng Léier vun der Helleg Schrëft, vun der Old and New [Testament], datt nëmme Gott huet de verkënnegt Muecht. D'Mënschheet huet net Heelkraaft. D'Mënschheet huet Heelenkraaft nëmmen duerch d'Gnod vu Gott, a sécher an der Bibel, hutt Dir d'Propheten, déi Heelen gemaach hunn, awer Dir hutt d'Apostelen, och vu Christus, déi Heelen maachen. Ech soen déi eenzeg Heelenkraaft, déi mir haut hunn, ass duerch Gebied zum gudden Dokter. Denkt drun Hien huet dëst virgesinn.

Wéi wier et mat engem Rezept vum Good Doctor?
Hutt Dir schonn eemol gesinn?

BEGLEEDUNGSSERVICE BENOTZT AN HÄREN PHARMACY SINN USTRUKT BESCHREIWT VUN DR. J CHRIST MD
HEAD Dokter

GEBED E MINIMUM VUN DRE GËTZEN
E DAG MÉI MAT ODER OUNI WATER
MÉI MAT GEMAACHT MAT ODER Ouni Nahrung
WANN DIR LËSCHTT BIDD HUET
NET E MUSSEFELT VUN IEWER
ODER WATER
DIR WËLLT ÄR HEALING AUS

Haalt de Rezept praktesch. Et ass ersetzbar. Dir kënnt dëse Rezept mat aneren deelen.

Hien ass net engem normale Mënsch. Dat ass de ganze Punkt. Hien ass net presentéiert op de Säiten vun Strophe wéi e normale Mënsch. Keen vun den Evangelien weist hien als e just Mann. Hien ass den Dokter.

Gott eleng ass de Physician vun eiser Séilen a Gremien, a sou Christus ass d' Physician vun eiser Séilen a Kierper, an Hie weist datt an Seng Mënschheet duerch seng mënschlech Aktivitéit. D' eent Christus, souwuel helleg a Mënsch, Hien Doudecher eis. Also jiddereen deen eng wonnerschéin, wonnerschéi Zeeche vun der Kraaft vu Gott kann maachen, se maachen et duerch Gebied, duerch Glawen, duerch Gnod, net vun hirer eegener Persoun oder vun hirer eegener Kraaft. Awer de Jesus ass déi ganz Kraaft vu Gott; dat ass ee vun den Titelen. Hien ass d'Kraaft vu Gott.

Aner Saach, datt mir sollen ernimmen wou mir denken iwwer Dokteren ass, datt do sinn Dokteren ënner Mënsch deen dat hu besonnesch Bestëmmung engem Dokter ze ginn, an Dokteren sinn am geseent Helleg Schrëft. Si sinn definitiv geseent.

Aus der Schrëft seet et Éiere den Dokter mat

d' Éier wéinst zu Him, no un Är brauchen vun Him, fir den Här hunn him. Fir Heelen kënnt aus dem Allerhéchsten . An hie wäert kréien e Cadeau aus dem Kinnek. D' Fäegkeet vum Dokter hëlt säi Kapp op, an a Präsenz vu grousse Männer ass hie bewonnert. Den Här huet Medikamenter vun der Äerd erschaf, an e verständleche Mënsch wäert se net entzéien . War net Waasser séiss mat de Bam fir datt Gott d'feieren Muecht kéint ginn bekannt? Hien huet Fäegkeet fir Männer, datt hie kéint ginn verherrlecht an Seng Iwwerzuelsituatioun Wierker. Vun hinnen Heelt hien an hëlt Péng ewech. Den Apdikter mécht aus hinnen en Medikament, eng Verbindung. Seng Wierker ginn ni fäerdeg, well fir Him ass d'Gesondheet am Gesiicht vun der Äerd.

Mäi Jong, wann dir sidd krank, do net ginn onviersiichteg, mee biede fir de Lord a Hien wäert geschäerft Dir. Ginn an Är Feeler an direkt Är Hänn aright. Propper däin Häerz vun all Sënn. Bitt e séiss Geroch Affer, eng Erënnerung Portioun fein Miel. Gitt Ueleg op Äert Affer, sou vill wéi Dir kënnt leeschten, a gitt den Dokter Seng Plaz, well den Här huet hie geschaf. Loosst Hien dech net verloossen, well et gëtt Him gebraucht. Et ass eng Zäit, wou den Erfolleg läit an den Hänn vun

Dokteren, fir si, zevill, wäert biede fir de Här, datt Hien wäert hinnen heimat an Erfolleg am Diagnos an verkënnegt zum Wuel vum Liewen konservativ. Jesus, allerdéngs kann ginn eng Heelung fir eng Persoun-en mental verkënnegt, e spirituellen verkënnegt, engem Beräich vu verkënnegt, eng kierperlech verkënnegt-fir e puer ultimate Zweck vun Erléisung. An hei ass d'Léier ganz kloer am Neien Testament, datt wann de Jesus ni eng Heelung mécht just fir sech ze weisen ... de Jesus war an deem Sënn kee Glawen-Heeler.

Kann Dokteren Iech retten? Gutt, d' Doktere könne dech spueren, pünktlech, awer d'Dokteren kënnen Iech net endlech retten. A wann Dokteren, Dokteren, Iech penibel kënnen retten, Iech vu Krankheeten heelen mat sougenannten natierleche Mëttelen, ass et well se wëssen, duerch hir Studie, duerch hiren Intellekt, duerch d'Kraaft, déi hinnen vu Gott ginn, wéi se Realitéiten an Drogen manipuléieren. a verschidde Chemikalien a wéi een mat Messeren an der Chirurgie schneide kann an technologesch Ausrüstung benotzen. Gott gëtt déi Muecht ze Leit an Uerdnung gin kënnen ze maachen , déi, an datt d' firwat Dokteren sinn gelueft. De Jesus mécht vill

Mol iwwer seng Dokteren. Déi meescht Dokteren soen Iech datt si hir Kraaft vun Him kréien. Meng Fra geet bei en Dokter an dat éischt wat en mécht ass et ze bieden. Dat eleng mécht hir besser an dat ass e Kaddo vum Gutt Dokter. Et muss awer zwou Saache gesot ginn. Nummer eent ass: datt Kraaft kënnt vu Gott. Och wann Dir et als reng natierlech denkt. Awer gläichzäiteg gëtt et näischt wat natierlech ass. D'Gnod vu Gott ass an allem involvéiert. Een Saach ass fir sécher haut: Heelung ass nëmmen ultimate am Alter ze kommen, a Gott eleng ass de Éiere. An Heelung ass net en Enn an selwer; et ass fir d' Herrlechkeet vu Gott, fir d'Erléisung vu Séilen - eis selwer an aner [Leit]. An eng grouss Geheimnis ass Betribssystemer hei an der Géigend vun verkënnegt. Awer den Healer ass Gott, den Healer ass Christus, deen eenzege Dokter mat engem definitive Artikel: Den Dokter ass Jesus Christus, eisen Här. A sou, Jesus wéi d' Physician ass ee vun de Weeër, datt mir Adress Him, biet zu Him, Kult a lo Him a priedegen a léieren Him, laut zu antike, a Schrëft.

Liesen duerch de Manuell an gesinn wann dir kritt keng vun der Abléck kritt ze soen. De Jesus wäert vill Saache fir Iech verroden andeems Dir Zäit am Manual hutt.

DEN GUTT Dokter an der Schrëft

Exodus 15:26
A sot hien ", Wann Dir Earnest unzehéieren op d'Stëmm vun der LORD Äre Gott ginn wäert, a maachen wat riets an seng Vue ass, an ginn Ouer fir seng Geboter, an halen all seng Statuten, ech wäert no keent vun der Krankheeten op du wat ech op den Ägypter gesat hunn, well ech, den HÄR, sinn Ären Heeler. "

Psalm 147: 3
Hien heelt déi gebrachent Häerzer A bindt hir Wounds op.

Matthew 9:12
Wéi de Jesus dëst awer héieren huet, huet hie gesot: "Et sinn net déi , déi gesond sinn , déi en Dokter brauchen , mä déi , déi krank sinn.

Markus 2:17
An héieren dat, Jesus sot zu hinnen: "Et ass net déi, déi si gesond déi brauchen engem Physiker, mä déi , déi

krank sinn; ech net der Gerechten, mä ze ruffen hutt kommen Sënner."

Luke 5,31
De Jesus huet geäntwert a gesot zu hinnen: "Et sinn net déi, déi gutt sinn, déi en Dokter brauchen, mä déi, déi krank sinn.

Luke 4,23
An hien huet zu hinnen gesot: "Keen Zweifel wäert Dir dëse Spréch fir mech zitéieren, 'Dokter, geheelt lech selwer! Wat och ëmmer mir héieren hunn zu Kapernaum gemaach, maach och hei an Ärer Heemechtsstad.'"

Hosea 6: 1
"Komm, loosst eis zréck op den HÄR Fir Hien huet eis zerrass, awer hie wäert eis heelen; Hien huet eis blesséiert, awer hie wäert eis verbannen.

D'Bibel schwätzt dacks vu wonnerschéine Heelen duerch d'Wierk vu Jesus Christus a Glawen u Gott. Eise Lord ass fäeg Komfort an Heelen ze bidden fir lech an Är Lieblings. Wann Dir mat Gesondheet iwwerwältegt sinn Problemer, schlecht Nouvelle, oder Relatioun Kämpf, d' Wuert

vu Gott kënnt vun iwwernatierlech hëllefen ginn Är Quell. Gëff net op! Gott versprécht méi Saache am Geschäft - eng Zukunft mat Versprieche an Hoffnung! Dës Sammlung vu Schrëften iwwer Heelen wäert Encouragement, Kraaft, a Komfort ubidden, wann Dir op Gott d'Heelenkraaft konzentréiert .
Gebiet Strophe zréck un Gott ass eng wonnerbar Art a Weis ze duerchbriechen op Seng versprécht an Dispositioun. Dir kënnt biede dës Bibelverse eraus-haart iwwer Ärem Liewen, Krankheet, an Är gär hues. An Zousätzlech, hei ass eng kuerz Gebied fir Heelung, datt Dir benotze kann: Papp, mir hëllefen mäi Schwéierpunkt op Iech ze halen , wann d' Péng an schueden ass iwwerwältegend. Hëlleft mir trei ze sinn an dat Gutt an Segen ze gesinn déi mech ëmginn. Weg stäerken meng Gedanken, Häerz, a Kierper an geschäerft mech haut. Mee den Hellege Geescht Guide mech am Fridden an Trouscht haut. Amen. "
Entwéckelen Är eege Gebiet datt Dir kann och vu sech um gëtt. Praxis an entwéckelen dëst. Denkt drun Hien huet Iech e Rezept fir d'Bidden ze ginn.

HEALING MIRACLES VUN JESUS

Heelung Bibel Verse

D'Bibel schwätzt dacks vu wonnerschéine Heelen duerch d'Wierk vu Jesus Christus a Glawen u Gott. Eise Lord ass fäeg Komfort an Heelen ze bidden fir lech an Är Lieblings. Wann Dir mat Gesondheet iwwerwältegt sinn Problemer, schlecht Nouvelle, oder Relatioun Kämpf, d' Wuert vu Gott kënnt vun iwwernatierlech hëllefen ginn Är Quell. Gëff net op! Gott versprécht méi Saache am Geschäft - eng Zukunft mat Versprieche an Hoffnung! Dës Sammlung vu Schrëften iwwer Heelen wäert Encouragement, Kraaft, a Komfort ubidden, wann Dir op Gott d'Heelenkraaft konzentréiert.

Schrëften iwwer Kierperlech Heelung

Et ass duerch souwuel Alen Testament an New Siicht éischter Testament Strophe dass Gott et hun der Muecht eis kierperlech Kierper ze heelen. Miraculous Heelunge passéieren haut nach ëmmer! Benotzt dës Bibelverse fir mam Gott iwwer Är Péng ze schwätzen an Äert Häerz mat Hoffnung ze fëllen . "Heelt mech, O Här, an ech wäert geheelt ginn; rett mech an ech gi gerett, well Dir sidd deen, deen ech luewen." ~ Jeremiah 17:14

"Ass jiddereen ënner Dir krank Loosst se ruffen? Den Eelste vun der Kierch ze biede iwwer hinnen an anoint hinnen mat Ueleg an de Numm vun dem Här. An der Gebiet ugebueden am Glawen gëtt de krank Persoun gutt maachen; den Här wäert hinnen Dréimoment an . Wann si gesënnegt hunn, gi se verginn. " ~ James 5: 14-15

"Hien huet gesot," Wann dir genau op de LORD Äre Gott lauschteren a maachen wat ass riets an seng Aen, wann Dir bezuelt auswiesselen ze sengem commandéiert an halen all senge Beschlëss, ech wäert net bréngen all vun der Krankheeten op dir ech op der bruecht Ägypter, well ech sinn den HÄR, deen dech geheelt. "~ Exodus 15:26

"Vereieren der LORD Äre Gott, a säi Segen wäert ginn op Är lessen a

Waasser. Ech wäert huelen ewech Krankheet aus ënner Dir ..." Moses 23:25

"Also do Angscht net, fir ech mat dir ech; nët gebirelt ginn, fir Ech Äre ech Gott ech lech an hëllefe wäert stäerken. Dir; ech wäert dorunner Dir mat mengem gerecht riets Hand."
~ Jesaja 41:10

" Wouer Hien huet an eisem Leed an hir eisem Leed, nach mir als him bestrooft vun Gott, Exchange vun Him, . An Tréischterin Mä hie fir eis Lanz waart, war hie fir eis Schold Aacht; der Strof, déi eis de Fridde bruecht huet op him, an duerch seng Wonnen mir sinn geheelt. " ~ Jesaja 53: 4-5

"Awer ech wäert lech erëm gesond ginn an Är Wonne heelen", seet den HÄR "~ Jeremiah 30:17

„Elo kuck emol, datt ech selwer sinn! Et gëtt kee Gott ausser mir. Ech no un den Doud an ech eis zu Liewen, ech hunn blesséiert an ech wäert heelen, a keen eent kann liwweren aus vun meng Hand. "~ Moses 32:39

"wann meng Leit, déi duerch Mäi Numm genannt ginn, da bescheiden selwer a biet a sichen mäi Gesiicht a béid aus hirem Schlecht Manéieren, dann ech wäert héieren vum Himmel, an ech wäert hir Sënnen verzeien a wäert hir Terrainen heelen. Elo meng Aen ginn op a meng Oueren opmierksam op d'Bidden, déi op dëser Plaz ugebuede ginn. " ~ 2 Chroniken 7: 14-15

"Du restauréiert mech fir Gesondheet a loosse mech liewen wouer ass. War fir meng Virdeel, datt ech leiden esou Stierwe géif leien. An Äre Léift Dir huet mech aus de Pit vun Zerstéierung; Dir hutt meng Sënnen all hannert Är erëm no." ~ Jesaja 38: 16-17

"Ech hunn hir Weeër gesinn, awer ech wäert se heelen. Ech wäert si guidéieren an de Vertrauen vun den Trauer vun Israel erëmginn, a luewen op hir Lippen schafen. Fridden, Fridden, fir déi wäit an no," seet den HÄR. "An ech wäert heelen hinnen. "~ Jesaia 57: 18-19

"Trotzdem brengen ech d'Gesondheet an d'Heelung derbäi; ech heelen meng Leit a loossen se de reichleche Fridden a Sécherheet genéissen." ~ Jeremia 33: 6

"Léif Frënn, ech bieden, dass Dir vläicht genéisst gutt Gesondheet an datt all mat lech goen gutt kann, souguer als Äre Séil laanscht gutt ass agetriichtert." ~ 3 Johann 1: 2

"A mäi Gott wäert all Är Bedierfnesser entspriechen no der Räich vu senger Herrlechkeet am Christus Jesus." ~ Philippians 4:19

"Hien wäert all Tréinen aus hiren Ae wëschen. Et wäert kee Doud méi sinn" oder Trauer oder Gejäiz oder Péng, well déi al Uerdnung vun de Saachen ass vergaang. " ~ Offenbarung 21: 4

Geeschtlech an emotional emotional Heelungs Schrëften

Sënn, Mëssbrauch, Vernoléissegung, Ofleenung, Verrot ... all verursaache grousse emotionalen a spirituellen Schmerz, dee grad wéi kierperlech Schmerz mécht. Gott, eise Groussen Dokter kann eis gebrachent Häerzer komplett heelen an eis Wonne bannen, eis heelen an eis ganz maachen. Geeschtege an emotionalen Heelung ass dacks e Prozess mat Schrëtt, datt mir mussen zu Aktioun hannert huet. Benotzt déi folgend Bibelverse fir Äert Häerz a Geescht Richtung voller Erhuelung ze féieren.

"Mäi Jong, oppassen, wat ech soen; Tour Är Ouer fir meng Wierder. Mengt net loosse se eraus vun Ärer Siicht, halen se bannent Ärem Häerz; fir si sinn Liewen zu deenen, déi fannen se a Gesondheet zu eent d'ganze Kierper." ~ Spréch 4: 20-22

"E lëschtegt Häerz ass gutt Medizin, awer e verréngerten Geescht trockt d'Schanken." ~ Spréch 17:22

"Et gëtt eng Zäit fir alles, an eng Saison fir all Aktivitéit ënner den Himmel: eng Zäit fir gebuer ze ginn an eng Zäit fir ze stierwen, eng Zäit fir ze planzen an eng Zäit fir z'erreechen, eng Zäit fir ëmzebréngen an eng Zäit fir ze heelen, eng eng Zäit fir ofzeschwächen an eng Zäit fir ze bauen, eng Zäit fir ze gräifen an eng Zäit fir ze laachen, eng Zäit fir ze kräischen an eng Zäit fir ze danzen, eng Zäit fir Steng ze difuséieren an eng Zäit fir se ze sammelen, eng Zäit fir sech z'erreechen an eng Zäit fir sech refrainéieren sech ëmzegoen, eng Zäit fir ze sichen an eng Zäit fir opzeginn, eng

Zäit fir ze halen an eng Zäit fir ewechzekréien, eng Zäit fir ze räissen an eng Zäit fir ze flécken, eng Zäit fir ze roueg an eng Zäit fir ze schwätzen, eng Zäit fir ze schwätzen Léift an eng Zäit fir ze haassen, eng Zäit fir Krich an eng Zäit fir Fridden. " ~ Ecclesiastes 3: 1-8

"Här, sief eis fréier; mir verlaangen no dir. Sief eis Stäerkt all Moien, eis Erléisung an der Zäit vun der Nout." ~ Jesaja 33: 2

" Dofir zouzeginn Är Sënnen ze all aner a biet fir all aner fir datt Dir kënnt geheelt. D'Gebiet vun engem gerechte Persoun ass staark an effikass." ~ James 5: 6

"Hie selwer äis eis Sënnen" zu sengem Kierper op d' Kräiz, sou datt mir fir Sënnen a liewen fir Gerechtegkeet stierwe kéint; ". Duerch seng Wonnen Dir geheelt goufen" ~ 1 Peter 2:24

"Fridden ech verloossen mat dir;. Meng Fridden ech lech ginn ech do net ginn , bis Dir als der Welt gëtt. Mengt net loosse Är Häerzer bedréckt ginn an nët gin Angscht." ~ Johann 14:27

"Kommt op mech, all dir déi si midd a Relatiounen betrëfft, an ech wäert ginn lech Rescht. Huelt meng Joch op lech a mir léieren, fir ech sanft a bescheiden am Häerz, an Dir wäert Rescht fir Är Séilen fannen. Fir meng Joch ass einfach a Meng Laascht ass liicht. " ~ Matthew 11: 28-30

"Hie gëtt Kraaft un déi Verschleiung an erhéicht d'Kraaft vun de schwaache." ~ Jesaja 40:29

"Keng Versuchung huet lech iwwerholl ausser dat wat fir d'Mënschheet gemeinsam ass. A Gott ass trei; Hien léisst lech net versuchen doriwwer eraus wat Dir kënnt droen. Awer wann Dir entschëllegt sidd, wäert hien och e Wee ginn, fir datt Dir et aushalen kann . " ~ 1 Korinthians 10:13

Heelung Verse vu Psalmen

D' Buch vun gesicht ass eng Kollektioun vun plakesch, Gebieder an luewen. D'Auteuren vun all Kapitel erlieft all Kampf, Herzschmerz an Angscht denkbar. Dëst Kollektioun vun getréischt Verse wäert hëllefen Guide Dir Richtung ganzt a komplett heelen. "Dann hunn si den HÄR an hirem lerger geruff, an hien huet si aus hirer Nout gerett. Hien huet säi Wuert erausginn an et geheelt; hien huet si aus dem Graf gerett . Loosst si dem HÄR Merci soen fir seng onfäeg Léift a seng wonnerschéin Doten. fir d' Mënschheet. " ~ Psalmen 107: 19-21 "HÄR mäi Gott, ech hunn Iech fir Hëllef geruff, an Dir huet mir geheelt. "~ Psalm 30: 2

"De Gerechte rifft, an den HÄR héiert se; Hien befreit se vun all hire Probleemer. Den HÄR ass no bei déi gebrachene Häerzer a rett de Leit, déi an de Geescht zerdréckt sinn. De Gerechte kann vill Problemer hunn, awer den HÄR befreit hien vum hinnen all; hie schützt all senge Schanken, net ee vun hinnen wäert ginn gebrach. Kirk wäert de béisen Slay; déi heiansdo ë puër vun der gerecht gëtt veruerteelt ginn d'LORD wäert seng Dénger Rettungsplang;. nee een deen sech an him dauert wäert veruerteelt ginn. " ~ Psalmen 34: 17-22

"Lueft den HÄR, meng Séil, an vergiesst net all seng Virdeeler - déi forgives all deng Sënnen an Doudecher all Är Krankheeten, déi redeems Ärem Liewen vun de Pit an . Crowns Dir mat Léift a Matgefill" ~ Psalmen 103: 2-4

"Looss Barmhäerzegkeet op mech, HÄR, well ech si schwaach; heal mech, HÄR, fir meng Schanken sinn an de Gréiss. "~ Psalmen 6: 2

"Den Här schützt a konservéiert se - si ginn ënnert déi Geseent am Land gezielt - Hien gëtt hinnen net un de Wonsch vun hire Feinden iwwerginn. Den HÄR hält se op hir Krankebett zréck a restauréiert se aus hirem Bett vun der Krankheet." ~ Psalmen 41: 2-3

"Ech hu gesot:" Barmhäerzeg mat mir, HÄR; heeler mech, well ech hunn dech gesënnt. " ~ Psalmen 41: 4

"Hien geheelt déi gebrachent Häerzer a bindt hir Wonnen." ~ Psalmen 147: 3

"Den HÄR ass mäi Schäfer, ech feelen näischt. Hie léisst mech a gréng Weiden leien, hie féiert mech niewent roueg Waasser, hie frëscht meng Séil. Hie féiert mech op de richtege Weeër fir säin Numm ze maachen. Och wann ech duerch de Wee goen däischterste Dall, ech wäert Angscht keen béisen, fir Dir mat mir sinn; deng Staang an Är Personal, se mech Trouscht Dir engem Dësch an der Präsenz vun meng Feinde ier mech preparéieren.. Dir anoint mengem Kapp mat ; Ueleg meng Coupe wouer overflows. Är Gemengeconsellje a

Léift ginn verfollegen mech all d' Deeg vun mengem Liewen, an ech wäert am Haus agespaart forever vun der LORD. " ~ Psalmen 23. "Héiert, HÄR, a sidd Barmhäerzeg vu mir; HÄR, sidd meng Hëllef." Du huet mäi Gejäiz zu Danz verwandelt; Du hues mäi Saksaul ewechgeholl an mech mat Freed gefleegt. "Psalms 30,10-11 "Mäi Fleesch a mengem Häerz kënne feelen, awer Gott ass d'Stäerkt vu mengem Häerz a meng Portioun fir ëmmer." ~ Psalmen 73:26

Heelung Wonner vum Jesus

Dem Jesus säi Heelen ass fir haut just sou vill wéi et war wann hien d'Äerd wandert an d'Wonnere gemaach huet fir déi Krank a Behënnerter ze heelen . D' Bibel seet eis , datt "Mä Hie war Lanz fir eis waart, war hie fir eis Schold Aacht; der Strof, déi eis Fridden bruecht gouf op Him, an duerch seng Wonnen mir sinn geheelt." ~ Jesaja 53: 5. De Jesus kann haut nach heelen !

"Gaangen Jesus uechter Galiläa, Unterrécht hir Synagogen, operstaan déi gutt Nouvelle vun der Räich, an verkënnegt all Krankheet a Seuchen ënnert de Leit. Annonce iwwert Him all iwwer Syrien verbreet, a Leit ze Hien huet all déi krank mat verschiddenen sech Krankheeten, déi, déi schwéier Péng leiden , d' Dämonbesetzer, déi Krampelen hunn a gelähmt sinn; an hien huet se geheelt . " ~ Matthew 4: 23-24

"De Jesus huet seng zwielef Jünger zu Him geruff an huet hinnen Autoritéit ugeruff Séilen ze verdreiwen an all Krankheet a Krankheet ze heelen ... Heelen déi Krank, erhéijen déi Doudeg, botzen déi, déi melaut hunn, verdriwwen Dämonen. Fräi. Dir hutt kritt; fräi gitt . " ~ Matthew 10: 1-8

"Wéi ech dëst héieren hunn, sot de Jesus zu hinnen:" Et ass net déi gesond , déi en Dokter brauchen , mä déi Krank. Ech sinn net komm fir déi Gerecht ze ruffen, mee Sënner. "~ Markus 2:17

"Jesus ass all duerch de Stied an Dierfer, Unterrécht an hir Synagogen, operstaan déi gutt Nouvelle vun der Kinnekräich an verkënnegt all Krankheet a Seuchen."
~ Matthew 9:35

"Hien huet zu hatt gesot:" Duechter, Äert Glawen huet dech geheelt. Gitt a

Fridde a befreit vun Ärem Leed. "~ Markus 5:34

"Een Dag Jesus war Unterrécht, a Pharisäer an Enseignanten vum Gesetz waren do souz. Si hu vun all Duerf vu Galiläa a vu Judäa a Jerusalem komm. An der Muecht vun der Här war mat Jesus ze heelen der krank. Verschidde Männer duerch Droen e paralyséierte Mann op enger Matte a probéiert hien an d'Haus ze huelen fir hie virum Jesus ze leeën. Wann se wéinst dem Publikum kee Wee fir dëst ze fannen kéinten, sinn si op den Daach eropgaang an hunn him op senger Matte duerch d'Feilen erofgesat. an d'Mëtt vun de Leit, direkt virum Jesus. Wéi de Jesus säi Glawe gesinn huet, sot hien: "Frënd, Är Sënne sinn verginn." D'Pharisäer an d'Schoulmeeschteren hunn amgaang mat sech ze denken , "Wien ass dëse Matbierger deen schwätzt Gotteslästerung selwer? Wien Sënnen verzeien kann awer Gott eleng? "de Jesus wousst, wat se sech denken a gefrot, " Firwat sidd Dir familiär g
dës Saachen an Ären Häerzer? Wat ass méi einfach: ze soen, 'Deng Sënne sinn verginn', oder ze soen: 'Stitt op a gitt'? Mä ech wëll lech ze wëssen, datt de Mënschejong Autoritéit op der Äerd huet

Sënnen ze verzeien. " Also hien un der gelämt Mann sot," Ech soen Iech, kréien an, huelt Äre mat a ginn heem. " Direkt hie stoungen an an erfollegräich vun hinnen, huet wat hien hat schonn doruechter op an ass doheem luewe si Gott. Jiddereen war iwwerrascht an huet Gott gelueft. Si ware mat Onwierk gefëllt a soten: "Mir hunn haut eenzegaarteg Saachen gesinn." ~ Luke 5: 17-24

"An enger Fra war et déi hu schonn crippled fir uechtzéng Joer vun engem Geescht. Si kromme iwwer war a konnt guer net redresséieren. Wann Jesus hir gesinn, genannt Hien hirem vir a sot zu hir:" Fra, du gratis sinn Formatioun aus denger Onfruchtbarkeet. "Dunn huet hien hir Hänn op hatt gezunn, an si huet direkt opgestan an Gott gelueft." ~ Luke 13: 11-13

"One Sabbat, wou Jesus ass ze iessen an d' Haus vun engem groussaarteg Pharisäer, gëtt Hien huet virsiichteg nogekuckt. Et virun him e Mann Leed war aus Manque vun sengem Kierper Reservéiert. Jesus de Pharisäer an Experten am Gesetz gefrot," ass et erlaabt, iwwert d'ze heelen Sabbat oder net? " Mä si ass Rekord. Also Emprise

Vereedegung vun de Mann, hie geheelt him an geschéckt him op seng Manéier. da si hie gefrot," Wann ee vun iech e Kand huet oder en Ochs dat op de Sabbat fält an e Buer falen, wäert Dir et net direkt erauszéien? "A si haten näischt ze soen." ~ Luke 14: 1-6

"Streift Är Hand aus fir ze heelen an Zeechen a Wonner duerch den Numm vun Ärem hellegen Knecht Jesus." Nodeems si gebiet hunn, gouf d'Plaz wou se begéinen sech gerëselt. A si goufen all mam Hellege Geescht gefëllt an d'Wuert vu Gott geschwat fett. " ~ Akten 4: 30-31

"Do huet hien e Mann fonnt deen den Aeneas genannt huet, dee gelähmt war a fir aacht Joer an Bett geréckelt war." Aeneas, " sot de Péitrus zu him, " Jesus Christus huet dech geheelt . Stitt op a ruff seng Matte. "Direkt ass den Aeneas opgestan." ~ Akten 9: 33-34

"Du weess wat uechter geschitt ass huet de Provënz vu Judäa, Ufank vun Galiläa no der Daf datt John gepriedegt - wéi Gott Fra Jesus vun Nazaret mat den Hellege Geescht a Kraaft, a wéi hien ass ronn mécht gutt an verkënnegt all déi sech ënner der Muecht vum Däiwel, well Gott war mat him. " ~ Akten 10: 37-38

"Well hien huet sech an engem Duerf lass, zéng Männer, déi leprosy hu sech Him. Si stoungen op enger Distanz an genannt an engem haart Stëmm aus," Jesus, Master, hunn schued op eis! " Wann hie se gesinn, sot hien," Go, weisen Iech op de Paschtéier. "an nodeems se ass, waren si fräi. ee vun hinnen, wann hie gesinn huet hien war geheelt, koum zréck, Gott an engem haart Stëmm luewe. hien Flucht selwer op dem Jesus seng Féiss a verstan u sou gouf en an enger Spent Jesus gefrot,. "Wosst net all zéng fräi Wou sinn déi aner néng huet keen Lueft ausser dat Auslänner zu Gott ginn zréck???" Dunn huet hie sot zu him: "Rise an goen; Äre Glawen huet huet dech gutt gemaach. "~ Luke 12: 17-19

"Iwwerdeems sin ech an der Welt, sin ech der Liicht vun der Welt." No gesot dat, Hien späiz op de Buedem, huet e puer Bulli mat de Spaut, an huet et op de Mann d'Aen. "Go," sot hien him, "Wäsche sech an de Pool vum Siloam" (dëst Wuert heescht "Sent"). Also ass de Mann gaang an huet sech gewascht, an ass doheem gesinn. Seng Noperen an déi, déi fréier gesinn hunn

him heeschen goen gefrot, "Ass net dat de selwechten Mann , dee vun Ufank un sëtzt an hues?" Sou hat, datt hien. Anerer soten: "Nee, hie gesäit nëmmen no him." Awer Hie selwer huet insistéiert, "Ech sinn de Mann." "Wéi sinn dann d'Ae opgemaach?" Hunn si gefrot. Hien huet geäntwert: "De Mënsch, deen si Jesus nennen, huet e Bulli gemaach an huet hien op meng Ae geluecht. Hien huet mir gesot, bei de Siloam ze wäschen an ze wäschen. Also ech si an desinizeiert, an dann ech konnt gesinn. "
~ Johann 9: 5-11

"Wéi schnell wéi se lénks der Synagog, si si mat James a John un der Lat vum Simon a Andrew. Simon senger Mamm-an-Gesetz am Bett mat enger Féiwer huet, a se direkt gesot Jesus iwwer hir. Also hien zu hirem gaangen, hir Hand huet an gehollef hir huet. d' FeVeR lénks hir a si huet ugefaangen ze wait op hinnen. dat Owend no Ennergang d' Leit bruecht ze Jesus all krank an Doropshihaat. d' ganz Stad afonnt op der Dier, a Jesus geheelt vill déi hat verschidde Krankheeten. Hien huet och vill Dämonen ausgeléist, awer hie géif d'Dämonen net erlaben ze schwätzen well se woussт wien Hien ass. " ~ Mark 1: 29-34

"Während de Jesus nach ëmmer geschwat huet, ass iergendeen aus dem Jairus, dem Synagoge Leader, komm." Är Duechter ass dout, "sot hien." Stéiert net de Schoulmeeschter méi. "De Jesus huet dem Jairus gesot:„ Don ' fäert net; gleeft just , a si wäert geheelt ginn. " Wéi hien an d'Haus vum Jairus ukomm ass, huet Hien net iergendeen zougelooss, ausser dem Peter, dem John an dem James, an dem Kand säi Papp a Mamm. Mëttlerweil, all déi Leit sech plazeweis an Trauer fir hir. "Stop schrècklecher," Jesus gesot. "Si net dout ass, mä geschlof." Si bei him loss, wëssen , datt si war dout. mä hien huet hir vun der Hand a sot, "Mäi Kand, opgoen! "Her Geescht zréck, an op eemol si stoungen an. Da Jesus sot hinnen ze ginn hir eppes ze iessen. hir Eltere ware gestaunt, mä hien huet se net jidderengem ze soen wat ass geschitt haten." ~ Luke 8: 49-56

Et ass Referenz an der Referenz vun D'Good Doctor leeschtungsfäheg medezinesch Service an healings an och op de Sabbat. Hien huet gesot dësen Dag ze erënneren an et Helleg ze halen. Dëst bedeit net datt Dir lech zréck op e Chrëscht Brudder oder Schwëster hëlt, déi krank ass.

Hien huet entscheet eis esou vill Beispiller ze liewen duerch wéi de Gudden Doctor. Wat kënne mir eventuell maachen fir säin Dokter ze ginn ? Dat eent soll op d'Schrëft an der Bibel oder am Handbuch bezeechnen. Liest dës Beispiller déi ech lech ginn hunn, a kennen se aus der Erënnerung, net onbedéngt Wuert fir Wuert awer wësse de Message. Deelt de Message mat esou vill wéi méiglech wéi se elo ÄR "medizinesch Assistenten."

Mir all Aarbecht fir d' Good Doctor. D'Schrëft a säi Wuert kënnen Äre Trainingshandbuch sinn. Dir wäert Fäegkeeten entwéckelen fir krank Leit ze hëllefen well Dir ënnert dem Gutt Dokter geléiert hutt. Muss ech lech méi soen fir lech ze iwwerzeegen datt hien de gudden Dokter ass ?

Sidd der Glawen BIS HEI GEHËLLEF?

Ech hu mech gefrot ob Antidepressiva haaptsächlech iwwer Virschléi schaffen, oder mam Placebo-Effekt. E Placebo gläicht dem Glawen Heelen. Nach Glawen verkënnegt

normalerweis méi eng Affaire vun Glawen an magescher geduecht ass an der iwwernatierlech amplaz Vertrauen an d'Wëssenschaft vun pharmacology f Rom engem wëssenschaftleche Perspektiv, Glawen Heelung ass unexplained, onverständlech, an soll net schaffen. Awer et funktionnéiert net.
Net dat eigentlech beweisen datt de Gudden Doctor op der Aarbecht guer ass mol?
De Glawen ass säi richtege Glawen un Hien? Wann de medizinesche Resultater vum Glawen reell ass, dann ass de Jesus de Groussen Dokter.
Déi meescht Wëssenschaftler këmmeren sech mat sou Beweiser duerch einfach Skepsis. Fir hinnen, wann eppes net bewisen ka ginn, sinn d'Conclusiounen net onwichteg fir d' Etude. Net am Handbuch aus Wierder wor de Beweis néideg fir eis Conclusiounen ? D' Handbuch (Bibel) ass e richtegen historesche Kont.
Et ass ëmmer schwéier vill Sënn vun esou anecdotal ze maachen Phänomener zu der Zefriddenheet vun Wëssenschaftler awer Glawen verkënnegt schéngt ze schaffen an et schaffen wann Glawen Doudecher een oder expedites der Heelung Prozess. De Gutt Dokter

huet all dëst op Plaz gesat ..... fir Iech ze benotzen. Denkt un de Rezept deen hien eis ginn huet .... et ass ganz effektiv medizinesch. Gott ka wirklech existéieren an d'Bidden kann tatsächlech heelen; et schéngt awer, datt aus wichtege theologeschen a wëssenschaftleche Grënn zoufälleg kontrolléiert Studien net op d'Etude vun der Effektivitéit vum Gebied bei der Heelung ugewannt kënne ginn. Dëst ass wou de Glawen erakënnt. Dir entweder gleeft oder net. Dir hutt entweder Glawen oder Dir hutt et net. Wëssenschaftler kënnen d'Beweiser net beweisen. Wëssenschaftler kënnen net beweisen datt Gebieder net funktionnéiert. Dir, iwwregens, kënnt beweisen wat Wëssenschaftler net beweise kënnen. Dës Informatiounen ze gëtt Iech vun der Good Doctor muss ginn gedeelt mat esou vill Leit wéi Dir et deelen kann mat.

Ech war eng Kéier krank an d'Medezin huet mech NET heelen, awer ech sinn heelen. Erkläert deen. Den Dokter sot "Ech kann dat net medizinesch erklären."

De Punkt vun dësem Buch, Heelen muss NET medizinesch erkläert ginn fir d'Realitéit vun der Effektivitéit vum gudden Dokter ze beweisen. Glawen verkënnegt Dir an Zukunft zu engem Glawen Éiere, fir mech sin net déi selwecht. Ee benotzt de Good Doctor an deen aneren net. Verstitt de Gutt Dokter schéckt net e Rechnung fir seng Servicer wärend e Glawen Heeler kéint. Wann Leit si konfrontéiert mat engem grave oder eragezunn Krankheet, betruecht se oft iwwernatierlech verkënnegt oder Glawen heelen wéi d'Finale Optioun. Eis Erwaardunge fir helleg Heelung ginn dacks a verschidde Quelle plazéiert, déi sech als déi eenzeg Hoffnung fir eng wonnerschéin Erhuelung presentéieren. Verschidde Leit wäert féieren der Avenue vun Glawen geward oder déi professing eng ze hunn "Konterstäerkt heelen." Objekter wéi handkerchiefs, reliéis Symboler, oder pilgrimages ze helleg Siten zu gesot sinn Offer hoffen zu deenen am gemierkt Ëmstänn. Ech betruechten dës net als Elementer vum Good Doctor. Wann konfrontéiert mat enorm Leed, mir kënnen och de Charakter vu Gott ze Zweiwel Schneekegkeeten ginn. "Firwat ass meng Péng onendlech a meng Wonn als schlëmm an onheelbar? Sidd Dir fir mech wéi en täuschend Baach, wéi e Fréijoër, dee feelt? "(Jeremia 15:18). Anerer probéieren eis ze encouragéieren andeems se bestätegen datt "all Saache fir gutt zesumme schaffen fir déi, déi Gott gär hunn" (Réimer 8:28). An trotzdem huet eis Leed eis gréisste Erausfuerderung fir eise Glawen. Op e puer Punkte mir vläicht och Gott zouzeschreiwen fir datt eis Leed a weidergespillt. Oder mir kënnen eis froen, "Wéi vill méi Glawen do brauch ech geheelt ze ginn?" Et ass ganz wahrscheinlech de Gudden Doctor ass mat dësen Situatiounen ze hëllefen Dir Glawen entwéckelen mat eppes ze këmmeren, datt kommen vläicht méi spéit.

Eis kierperlech an emotional Leed hues ass wann mir wessen ze gesinn all méiglech gutt doraus aus eiser Krankheet. De Gutt Dokter benotzt dëst fir eise Virdeel, an dat kann de Glawen definéieren. Vertraut de gudden Dokter zu allen Zäiten an all Situatiounen.

Heelen ass en Handelen vun onermiddlechen Barmhäerzegkeet vun engem souveränen Gott. Mir maachen net no Glawen am Glawen selwer (oder Männer oder Objeten), mä éischter an d'Barmhäerzegkeet vu de Gudden Doctor, "Gott der Éiere." Et ass keen Zweiwel, datt de Jesus deem zudéifst fir eis. Keen Zweiwel iwwerhaapt. Glawen ass net eppes mir ze "géift" fir brauchen ze ginn geheelt. Gott ass schlussendlech a Kontroll vun Heelen. Wat och ëmmer d'Resultat ass, De Gudden Dokter ass ëmmer mat deenen déi leiden an Hien versteet all Schmerz a Bedierfnes. D'Kräiz erënnert eis datt Gott ëmmer këmmert. Gott ass bitt eis e wholeness dat ass och méi perfekt wéi physesch oder emotional verkënnegt. Perfekt Gesondheet waart op eis an der Operstéiungszeen. Wann de reliéise Glawen an enger Pille ka verpackt ginn, géifen d'Aktepräisser vun den Drogenfirmen eropklammen. Relioun, net nëmmen Spiritualitéit, ass e verstännegen Prediktor fir d'Gesondheet. Geeschtege Praktiken kënnen de Blutdrock reduzéieren, den Immunsystem stäerken, an hëllefen e puer Auswierkunge vu mentaler Krankheet ongeféier sou wéi vill Medikamenter um Maart ofzeschwächen. Tatsächlech ass de Mangel u Reliositéit ongeféier sou ongesond wéi 40 Joer e Pack vun Zigaretten den Dag ze fëmmen . Wann Dir ëm ronn Är Gesondheet, Dir kéint wëllen ze lass ze Kierch ufänken a gebiet regelméisseg. Erënner dech nach eng Kéier un de Rezept deen de gudden Dokter lech ginn huet. Dëse Rezept geet einfach net fort. Stress huet en direkten negativen Effekt op Ären Immunsystem, reduzéiert d'Fäegkeet vun Zellen fir Krankheeten am Kierper ze attackéieren. Etuden hu gewisen, datt Relioun verklengert Stress an eng Rei vu Méiglechkeeten. Gebiet, an allem, kann reduzéieren héich Blutt Drock dat ass wéinst ze Stress. Déi Angschtzoustänn a Stress vum modernen Liewen encouragéieren de Kierper säi Kampf oder d' Fluchreaktioun ze encouragéieren . Gebied, Kult a aner spirituell Aktivitéite kënnen dës Stressreaktioun ausbalancéieren andeems de Kierper d' Entspannungsreaktioun verbessert . An Zousätzlech, Leit déi si reliéis éischter ze denken an Manéieren , datt si gesond. Glawen gëtt de Leit e Sënn vu Bedeitung an Zweck am Liewen, wat mat enger besserer Gesondheet verbonnen ass. De Gehir kontrolléiert all Aspekt vun eise Kierper, also wéi mir denken, beaflosst wéi eise Kierper funktionéiert. An engem ähnleche Wee, reliéis Leit éischter ze ginn betraff manner vun Depressiounen. Natierlech, real, Glawen-gefëllt Chrëschten nach bëssen aus

Depressiounen an aner Forme vun mental Krankheet. Mä während Glawen ass sécher keng Kur fir all mental Krankheet, et heescht schéngen ze bidden eng zousätzlech Prellbock géint seng schlëmmste Effekter. Frënn ze hunn ass gutt fir lech. Nodeems Kierch Frënn ass och besser. Tatsächlech, eng Studie huet festgestallt datt "Kierch Memberschaft" déi eenzeg Aart vu sozialer Bedeelegung war déi méi grouss Zefriddenheet vu Liewen a Gléck a besser Gesondheet virausgesot huet. De Glawe mécht lech méi gesond, andeems Dir eng Gemeinschaft méi gewëllt ass fir lech ze hëllefen wann et schwéier ass. Chrëschten hunn déi éischt Spideeler vun der Welt erstallt, an déi professionell Gesondheetsversuergung war laang essentiel fir Missiounen a Ministère fir déi Aarm. Awer wann Dir lech net tësch Krankeschwësteren oder Dokteren am Schiet sëtzt, da keng Angscht. Glawen an d' grouss Gesondheet Virdeel kënnt fir déi, déi hëllefen. Denkt drun, mir haten e Kapitel fir lech wéi Dir en Deel vum medizinesche Personal vum gudden Dokter gëtt.

    Mir mussen net un d'Tatsaach zweifelen datt Gott geheelt, heiansdo op wonnerschéine Weeër. Méi wéi dräi Véierel vun Amerikaner gleewen datt Gebied d' Leit vu Verletzungen oder Krankheeten heelen kann . Vill Leit gleewen un de gudden Dokter. Mir wëllen Äert Glawen un Hien stäerken.

Mir musse virsiichteg ausüben wann Dir d'Virdeeler vum Glawen trompet, well de Glawe war ni geduecht fir eng Pille ze sinn an de Manual ass keen Übungspamflet. Trei, gleeft Chrëschten kréien krank a Féierung Liewen geplot duerch Krankheet oder kierperlech ailments, mee wa mir mengen , datt Gott d'Autoritéit gréisseren zu der kierperlech wéi och als de spirituellen, da mir kënnen akzeptéieren dass Hien kann manifestéieren , datt Autoritéit an eisem kierperlech Gesondheet wéi och eis spirituell Gesondheet.

Ech fannen datt et vläicht keen Ersatz fir de richtege Glawen ass. Mann huet probéiert Saachen ze fannen Glawen ze schounen mee et ass näischt ze schounen Glawen mat wat produzéiert d' Saachen mir sinn festege an dësem Buch. Zement wäert trocken a geheelt an sou wäert Äert Glawen. Wat méi Dir Äert Glawen ausübt, wat méi zolitt Dir am Gesondheets a Geescht gëtt.

De Good Doctor huet de Wee fir dat alles gemaach . Hie këmmert fir lech an Weeër Dir vläicht ni verstoen. Mir sinn dräi zweedimensional an Hien ass vill Mol zweedimensional, also mir vläicht ni ganz verstoen Him a vläicht sidd net Him soll komplett ze verstoen. Just akzeptéieren Hien. Dir verstitt vläicht net wéi Elektrizitéit funktionnéiert, awer Dir akzeptéiert d'Produkt. Selwecht Iddi hei. Béid sinn real a béide kann net sinn, kënnen ze ginn erkläert bis jiddereen un hir Zefriddenheet. Glawen ass dat Schlësselwuert op deenen zwee hei. Dir Tour op Är Televisioun an Dir hutt Glawen et wäert schaffen. Tune a Jesus an hie schafft och ... oh sorry .... Ech hu gemengt de gudden Dokter ofzeschwätzen.

De Glawe vum Chrëscht ass e Glawen am The Good Doctor. Mir si sécher datt hien existéiert och wa mir Him net gesinn. Mir hunn Vertrauen an alles wat Hien fir eis gesot a bereet ass. An all déi der Bibel seet eis iwwer Gott, Himmel an d' Zukunft. Mir gleewen a sinn zouversiichtlech datt et wäert esou sinn wéi Hien gesot huet.

Mir hu gebiet, awer wësse vläicht net ob Gott géif heelen wann Hien net direkt heelt. Jo, e puer Leit sinn wonnerschéin geheelt an Äntwert op d'Bidden, awer anerer hunn Péng, Misär a souguer Doud leiden andeems se refuséiert hunn en Dokter ze gesinn an ze behaapten "Den Här wäert mech heelen ". Gott huet entscheet eis e Kierper ze fir déi bescht ëm mir kënnen. Hien nennt et den Tempel vum Hellege Geescht deen an eis wunnt a grad wéi de Paschtéier an d'Levite vum Alen Testament eng feierlech Charge kruten fir den Tempel ze këmmeren, mir hunn och de Charge kritt fir eis Kierper ze këmmeren.

Wann Dir krank sidd, biet a gitt bei den Dokter. Dir wësst net ob Gott wielt lech ze heelen duerch d' Restauréierende Kräfte vun Ärem Kierper, duerch seng wonnerschéin Interventioun, oder duerch d'Fäegkeet, déi hien dem Dokter ginn huet. Benotzt alles, an merci him fir Är Heelung, egal wéi Gott hie wielt fir lech et ze ginn.

Et ass meng Hoffnung dësem Kapitel kënnen zu engem Wuesstem vun Glawen an Dir bäidroen wéi et zu Medezin an d'medezinesch beschäftegt Praktiken vun der Good Doctor. Hien ass Ären Dokter a verfügbar zu all Moment fir lech .

Äre Service zum gudden Dokter beaflosst Ären allgemenge Gesondheetszoustand. Sicht ze déngen.

Meng aner Buch ass elo sinn als eng Lueden Den 13. September hunn a wäert lech Beispiller wéi dat zu déngen Doctor. Dir wäert ëmmer méi kompetent iwwer ginn Gesondheet Praktiken an effikass verkënnegt wéi Dir dëst Buch studéieren a méi wichteg Etude d'Handbuch (Bibel) mir ernimmen.

EXEMPLES VUN HEALING BËNNER

Ech ze Dir nächste haut als Ärem Kand, laanscht ze héieren aus Dir an froen fir Är göttlech verkënnegt. Et ass sou vill ech net verstoen iwwer Liewen. Mee ech weess wëssen, datt mat eent upaken, ee Wuert, kënnt dir mech ganz maachen. Verzei mir mir meng Sënnen, botzen mech vu menger Ongerechtegkeet, a fänkt u Heelung vu bannen no baussen.
Ech net ëmmer wëssen wat Är wäert ass Här, besonnesch an Zäiten wéi elo, wou ech Deng Gesiicht verzweiwelt sichen. Ech bidden Iech keng Verspriechen, keng Affairen, keng Dealen fir meng Gesondheet auszetauschen. Ech béien mäi Häerz einfach fir dech fir Iech

de Wonsch vu mengem Häerz ze soen: datt ech sou vill Joere wëlle verbréngen wéi ech dech hei gär hunn, déi aner gär hunn, an ech wëll méi wéi dech ginn. Awer Dir wielt et ze erreechen dat ass bis zu Iech - an okay mat mir. Wann Dir benotzt Dokteren ze bidden verkënnegt, ginn hinnen Wäisheet wëssen, wat ze maachen. Egal wéi Dir erreechen et, d' Heelung Dir ginn ass ëmmer Kranke. An Dir verdéngt all Lueft.

Ech gleewen absolut Dir hutt d'Kraaft ze heelen. Dir hutt dat op der Äerd demonstréiert, an Dir hält haut nach op wonnerschéine Weeër. Och wann meng Glawen ass schwaach, Dir soen et genuch ass, a meng Léift fir Du ass staark. An ech weess, Dir hält scho mäi Häerz a Liewen an Ären Hänn. Wéi's de wëlls. Wann ech Iech méi Éier duerch Heelung brénge kann, dann ass dat, wat ech froen. Dat ass wat ech gewënscht hunn.

Mä wann Deng Äntwert keen ass, oder net elo, ech weess, datt Är Gnod ass genuch fir mech. Schlussendlech wëll ech, datt Äre Wëllen mäin Wëllen ass. Ech freeën eis fir eng Éiwegkeet mat Iech ze verbréngen . Mä Här, wann Dir hutt

geplangt nach méi fir mech bis hei maachen op dëser Äerd, ech net nëmmen brauchen a wëllen Är kierperlech verkënnegt, Här, mä eng gréndlech, déif-verwandelt breet a Stäerkung-e ganzt-Hiel Erneierung vun all dass ech sinn. Well alles wat ech sinn, ass ären. Benotzt dëse Prozess fir mech vun engem "wat-si-" Glawen zu engem "egal-wat-wat" Glawen ze stäerken. An egal wéi, ech wielen Iech ze Éieren an Iech Éier ginn. Am Jesus sengem Numm, Amen. ~
Kënnt Dir dës Gebieder ville Mol liesen an Är eege Gebieder entwéckelen an eng déi Dir anerer léiere kann och ze bidden?

Här Jesus, Merci datt Dir [Numm vu Persoun gär déi heelen brauch]. Ech weess datt Dir haasst wat hir Krankheet hinnen / mech mécht. Ech froen, datt Dir dës Krankheet géif heelen, datt Dir Matgefill hätt an heelen aus all Krankheet bréngt.

Äert Wuert seet am Psalm 107: 19-20 datt wa mir Iech de Gudden Dokter ruffen, Dir d'Bestellung gitt, heelen an eis vu bestëmmten Doud retten. Am Handbuch, ech hu vun Kranke verkënnegt liesen an ech mengen, datt Dir nach déi selwecht Manéier haut heelen. Ech gleewen, datt et keng Krankheet ass. Dir kënnt no all Handbuch net vun Iech ze héiere Wéi Dir Leit vun den Doudegen operstellt. Also ech froe fir Är Heelen an dëser Situatioun.

Ech och weess aus menger Erfahrung vum Liewen op der Äerd, datt net jiddereen geheelt ass. Wann dat hei geschitt wéi halen mäin Häerz mëll Richtung Dir, hëllefe mir Är plangen an hëllefen ze verstoen mech iwwer opgereegt gin Himmel.

Här Gutt Dokter, hëllef mir mäi Fokus op Dech zréck ze kréien. Ech weess, datt ech muss ophalen vu menge Schmerzen a Frustratiounen ze halen. Hëlleft mir trei am Gebied ze sinn an meng Hoffnung an dech ze setzen. Meget den Hellege Geescht mech a bequem mech ze stäerken.

Här Good Doctor, weg geschäerft meng gebrach Häerz. Fëllt mech mat de Fridden a Freed Ech weess kann nëmmen aus Du kommen während dës schwéier Zäit. Walk enk nieft mech während menger Rees ze heelen an Erhuelung dass ech weess ass méiglech duerch Är Muecht eleng Bedenkt datt Gott schonn huet eng ganz laang Zäit am Gebiet Betrib. Hie ka Gebiederufroe ganz veraarbecht hunn. Säi Gebiedsdepartement ass vun him a säi Jong beamt. Si kënne Millioune vu Gebieder gläichzäiteg verschaffen.

Musst Dir wëssen, wéi ech bieden? Gëtt et e gëttlechen a wäertvolle System a korrekt Wee fir ze bidden?

Dëst ass fir mech geschitt. Eng Dame huet mech gefrot fir hire Mann ze bidden. Si huet mer säin Numm, säin Zoustand, wou en war, asw.

Ech hunn fir hie gebiet. Ech hat den Numm falsch, d'Konditioun falsch, wou hie war falsch .... alles ... Ech hat keen Deel vun deem Gebiet richteg.

Déi nächst Dag si komm fir mech a sot "Ech weess, Dir fir him ëm 2:00 gebiet. Ech weess et. Hie geet haut gutt.

Meng Gebied war um 2:00. Point wär .... Gott weess wat am Häerz läit. Hie weess wat Dir biet.

Schwätzen iwwer Iwwersetzung? All Gebied un Him geschéckt an korrekt iwwersat ob geschwat oder geduecht.

Dir braucht keng Bidden Zertifizéierung. Bidden just.

WEI Kënnt Dir Gott GÄR FIR HEI DANKEN

Als éischt vu Merci, Him am Bidden fir dat wat Hien fir Iech gemaach huet. Hie versteet d'Sprooch vum Gebied, wéi och all Form vu Kommunikatioun. Hei ass e Probe ech fonnt hunn vun engem Mann dem Gott duerch d'Bidden Merci soen . Ech gleewen a Merci Gott fir Heelung a mengem Kierper. Ech hunn net de Pastor an eng laang Zäit an haut ze Kierch gi fir déi Altor Opruff gemaach, deen kann se gesondheetlech Problemer. Ech weess hien Nerve dëst duerch den Hellege Geescht ze dinn well keen inklusiv mengem Paschtouer weess datt ech war diagnostizéiert HIV positiv am Juli vun 2007 Brothers an Kongregatioun weg biede mat mir gleewen an dem Gott fir seng Heelung a seng klauen. Trotz wat den Dokter seet ech konnt ze gleewen de Rapport vun der Här an hien seet ech AM geheelt! Merci Jesus fir meng Rettung !!! Merci dir Här , all d'Herrlechkeet an luewen an Éier ginn un Gott! Man ech kann net soen Dir wéi fantastesch hien ass wann ech souz hei a fir de Rescht vu mengem getippten Liewen !!
Notiz déi éischt Saach, déi dëse Mann gemaach huet, war seng Usiichten

ze änneren an der Quell vum Kreditt Mr. Good Doctor ze ginn. Mir mussen Merci soen... ... en absolute Must. All Kéier wann Dir vu méi enger klenger Krankheet geheelt gëtt, gitt direkt Merci. Äert Weeër z'änneren wäert och anerer beaflossen. "Hey Larry wat lech geschitt ass.?" Ma D' Good Doctor geheelt mech a well vu dass ech ech Féierung mengem Liewen ze Him. Ech war wichteg genuch fir de Good Doctor ze heelen mech dass ech elo wëllen ze ginn op seng Equipe haut an ëmmer. Wann Dir Spidol urifft, gitt sécher dat ze erënneren wann dës Persoun aus dem Spidol ass an ass doheem a gutt.

Meng Fra an ech sinn Chaplains op zwou verschiddene Spideeler an et ass eng Éier ze déngen der Good Doctor dës Manéier. Ech wënschen ech wierklech Him Merci. Ech wënschen ech konnt him eng Taass Kaffi kafen. Wësst iergendeen wéi hien säi Kaffi gär huet?

Enges Dags am Ozean an engem falschen Niwwel hunn ech mech gefillt wéi wann ech e Bild gesinn no der Küstlinn gesinn, awer ech konnt d'Bild net definéieren. Ech wollt ze mengen et wier de gudden Dokter. Vläicht war et.

Eemol geheelt kuckt no Verännerungen an der Welt ronderëm lech. Dir hutt elo eng nei Set vun "Aen". D'Good Doctor huet gemaach "Agrëff" op , wat Dir elo gesinn a wéi Dir gesitt Saachen. Et ass einfach net déi selwescht Welt déi Dir virdru wousst. Wann Dir kee Brëll hutt, passt Hien Iech mat spirituellen Brëller an net zwee Pair fir $ 69,95 entweder.
Dir wäert gesinn an Erfahrung Freed Dir ni gefillt. Dëst ass Ären Dag. Dëst ass e Kaddo vum Good Doctor.

GESONDHEET Duerch Diskriminatioun

Op ee Bléck eng Kopie vu menger Lueden Den 13. September hunn wéi et passt an wat mir gesot hunn.
Discipleship zerwéiert de gudden Dokter. Et bréngt d'Leit op seng Equipe.
Ech fillen, datt Dir Heilungskraften entwéckelt duerch dëst. Ech soen net datt Dir e Kriibspatient géif heelen, awer Dir kënnt. Ech net gesot Dir sidd e Glawen Éiere mä Dir hutt géif heelen Dir vläicht ni hunn haten.

Serve den Här an Dir kritt vill nei Wopen aus Rüstung fir Ären alldeegleche Spazéiergang. Et gi vill, vill, Leit einfach eraus op der Strooss déi lech brauchen. Dir hutt elo d'Fäegkeeten an Training fir se wierklech ze hëllefen. Hutt DIR E Wonsch Leit ze gesinn, déi geheelt gi sinn a kommen, fir de JESUS WËLLEN AN DER Buch vun Akten ze gesinn? Wann Dir sidd Gefill Gott d' Opruff fir eng grouss Offenbarung vun Säi Wuert an Är Liewen an zu Fouss wéi d' Apostelen huet an der Bibel, gefëllt mat Hellege Geescht Musiktherapie- der Muecht a Léift vu Jesus, da kontaktéiert eis weg. Wann Dir eng Grupp oder eng Kierch hutt déi gleewen un Heelen a wëlle wëssen wéi d'Manifestatiounen vun der Heelung, profetéieren, Wierder vum Wëssen, an der Daf vum Hellege Geescht opmaache kënnen, kënne mir hëllefen!

D'Maria an ech hunn Individuen, Gruppen a Kierchen trainéiert fir Gott säi Räich op déser Äerd ze verbesseren!

Mir ginn an den Downtown Brownsville an hëllefen Leit déi an Dieren an de Geschäfter schléift.

Mir huet Kaffi een Dag an e Mann opgestan an a géif net iessen bis hie gebiet. Mir waren en Deel vun der Erléisung mat e puer vun dëse Leit. Verstoen datt dës Leit iwwerall sinn. Dir géift mengen datt déi op Süd Padre Island alles gutt sinn. Loosst eis kucken ... mir hunn en Déier ouni Mann fonnt gëschter do, deen hongereg war an hie brauch Liewensmëttel wéi hie hongereg war. Ech sinn geschitt mat him e Bild ze maachen.

Ech wëll lech ze kucken ewech aus dem Buch riets elo a soen e Gebiet fir Lewis. Hie brauch de gudden Dokter wéi mir all maachen. Wann een ass lieweg da si hunn eng Zweck hei an et kann eis Aarbecht ginn, fir him seng fannen hëllefen Zweck. Ech deel datt Lewis ass just sou wichteg wéi jiddereen op dëser Äerd. Mir brauchen fir all mierken dat a maachen eis Aarbecht als Jünger ze bréngen verkënnegt zu him geeschteg a kierperlech. Hei ass vläicht eng Iwwerraschung fir de Gedanken vun der Heelen duerch Jünger. Dir stäerkt lech och selwer duerch anerer ze stäerken . Dir hëlleft lech selwer andeems Dir anerer hëlleft .

Matthew 10: 1
Jesus aberuff Seng zwielef Jénger an huet hinnen Autoritéit iwwer béise Geeschter, fir Goss hinnen eraus, a bis geschäerft all Zort vun Krankheet an all Zort vu Krankheeten.

Luke 9: 1
Hien huet déi Zwielef zesumme geruff an hinnen Muecht an Autoritéit iwwer all Dämonen ginn an Krankheeten ze heelen.

Déi urspréngléch Jünger haten Kraaft a Kraaft fir anerer am Heelen- an Heelungsprozess ze hëllefen.
Dir kënnt haut e Jünger sinn a mir brauche méi modernen Jünger.
Aschreiwen haut. Call der Good Doctor a soen Him Dir wëllt an. Maacht all Telefon Zuel wéi déi Good Doctor wäert Är héieren ruffen.
Ech soen Iech et vläicht gin e Liewen aus do, datt Dir ni erlieft an dass Liewen huet äre Numm op et. Nee Coupons néideg.
Rufft de Bedreiwer. Wielt "0" a sot hinnen, Dir wéilt gär beim Här kommen. Ech ka mir nëmme virstellen, wéi eng Äntwert Dir kritt. Wie weess, dee ka Jünger sinn.

Luke 9: 2
An hien huet se erausgeschéckt fir d'Kinnekräich vu Gott ze proklaméieren an ze heelen.

Matthew 10: 8
"Heelt déi Krank, maacht den Doudegen op, botzen d'Lepse, rennt d'Dämonen aus. Fräi Dir krut, fräi gitt.

Luke 10: 9
an heelen déi an der krank, an soen hinnen: 'D'Kinnekräich vu Gott ass bei dech komm.'

D'Jünger goufen ausgeschéckt fir ze heelen. De Gutt Dokter kann Iech ausschécken fir datselwecht ze maachen. Gitt net ängschtlech fir d'Aufgab op der Hand.

Akten 3: 1-10
Elo Peter a John goufen elo weider un der Tempel um néngten Stonn, d'Stonn vun Gebiet. An e Mann deen gehandelt ginn hat vun senger Mamm d'Gebärmutter duerchgefouert laanscht war Wiesen, deen se benotzt , fir Formatioun huet all Dag bei den Gate vum Tempel déi Belle genannt ass, an fir hues alms vun deenen, déi de Tempel

waren am Gaang. Wéi hien de Péiter an de John gesinn fir an den Tempel ze goen, huet hien ugefaang ze kréien.

De Péiter huet, zesumme mam John, de Bléck op hie gesat an hie sot: "Kuckt eis!" An hien huet hinnen seng Opmierksamkeet ze ginn, erwaarden ze kréien eppes aus hinnen. De Péitrus sot: "Ech hunn kee Sëlwer a Gold, mee wat ech hunn hunn ech Iech ginn: Am Numm vum Jesus Christus, dem Nazarener - Spazéier!" En huet hie mat der rietser Hand getraff, an hien opgewuess; an direkt goufe seng Féiss a seng Knöchel gestäerkt. Mat engem sprang ass hie riicht opgestan an huet ugefaang ze goen; an hien ass mam Tempel eragaang an ass mat Fouss gaang , sprang an huet Gott gelueft . An all déi Leit gesinn huet him Fouss an luewe si Gott; a si goufen huelen Note vun him als ee Wiesen déi op déi schéi Gate vum Tempel zu sëtzt benotzt alms bis hues, an se waren gefëllt mat wonneren an Erstaunen versat op wat haten him geschitt ass.

Wat eng Schrëft dat ass. En Dag kënnt Dir den Numm Peter ersetzen vläicht mat Ärem Numm. Dëst kann geschéien.

An eiser aktueller Alter, ëppes - folgenden, oder engem Gleewegen Jesus erwächt - festgehal ass oft an Begrëffer vu wat mer solle maachen , fir sech e "gudden" Christian. Wat sinn d'Regelen, fir ze follegen, wat presidéiert de Jesus? Et ass bal wéi Medikamenter huelen. Medikamenter? Gitt zréck a liest den Titel vun dësem Buch. De Jesus, de gudden Dokter, ass besser wéi all Medikamenter déi et gëtt.

Och wa de Jesus déi zwielef an dunn déi zwee- an- siwwenzéng beoptragt huet déi krank ze heelen, wéi se d'Kinnekräich vu Gott dem Verlobte proklaméiert hunn, behält d'Kierch haut net méi dësen Kommando. Tatsächlech gëtt dëst Kommando ignoréiert a praktesch ni u gleeweg haut geléiert. Jiddereen déi de krank-net nëmmen biede ze heelen probéiert fir déi Krank-ass wahrscheinlech mat Verdacht gekuckten a Gedanken aus dem gin dëch Wuert vu Gott.

Trotzdem bleiwen d'Schrëften uewen. Et ass kloer , dass net nëmmen den zwielef Apostelen sech ze Uerder geschäerft der krank. Eng ähnlech Kommando war och entscheet fir de siwwenzeg-zwee "normal" Jünger wéi se sech geschéckt eraus ze priedegen der gudder Noriicht. Och nodeems de Jesus op den Himmel geklommen ass an den Hellege Geescht op den Dag vum

Pentecost erofgaang ass, hunn seng Jünger weidergefouert fir déi Krank ze heelen wéi mir an Akten opgeholl kënne liesen.
Haut awer, kaum e Glaende geheelt de Kranke wéi de Jesus seng Jünger léiert.
Loosst eis dat haut änneren !!!! De Gutt Dokter an Dir an ech a vill anerer déi Dir op d'Team invitéiert - wat fir en Team dat wäert sinn. Ech war elo opgereegt denken iwwer déi Méiglechkeet, sinn net Dir ? Hei ass méi lessen fir ze denken.

Déi nächst Bild kéint sinn datt Dir Hänn op een am Heelungsprozess leet.
Fuert weider ze bidden fir dës Fäegkeet ze kréien.
Einfach andeems Dir dëst Buch liest weist Dir e Wonsch méi ze sinn wéi Dir haut. Dëst kann a wäert geschéien.
Schreift d'Nimm vun déi Dir als verluerene Séilen u. Setzt dës Lëscht an Ärem Billfold. Wann Dir esou vill Suen wéi ech hutt, e Billfold net néideg. Näischt ze droen.
Schafft un dës Leit an um Enn vum Joer huelt Dir d'Lëscht eraus a kuckt wéi Dir et gemaach hutt.

Dir kënnt mech och d'Lëscht per E-Mail an ech behalen an Dir E-Mailt d'Resultater um Enn vum Joer. Dat eleng kéint fir en anert Buch maachen. Dëst Buch kéint 1000 Kapitelen hunn. Et ass keen Enn op dat oder eis Aarbecht. Ech wëllt Iech un hunn e Buch Dir un a ginn Äre Guide kuckt kann. Wann Dir 85 Joer al sidd, denkt drun, wéi wann Dir net an déi lescht Phas vun Ärem Liewe gitt, mee éischter en neit Liewen dat RICHTEG Fänkt.

Dir an ech sinn elo Partner. Mir schaffe fir déi selwecht "Firma." Mir hunn deeselwechte Patron. Dir schafft net Äre Wee bis erop an de Büro well Dir elo direkt uewen sidd.

GESONDHEET Duerch Ausübung

De Gutt Dokter iwwerwaacht e regimentéierten Übungsprogramm an encouragéiert esou Aktivitéit. Denkt drun Hien wëll Äre Geescht a Kierper heelen an e bësse gläichzäiteg bannen.
Wann Gott Iech bestëmmte Saache erschaf hutt, sou sou datt Dir e laangt a gesond Liewen kéint féieren.
Et ass e Fakt datt regelméisseg Übung kann d' Plaz vun der Medizin

huelen. Entwéckelt e Programm deen lech erlaabt dermat deelzehuelen. Wëllt Dir e méi staarkt Häerz, e méi alarméierte Geescht an e bessere Sexliewen? Wëllt Dir besser ausgestatt sinn fir Kriibs a Herz-Kreislaufkrankheeten ze bekämpfen, déi Allgemengkälte kämpfen, a souguer d'Wonne méi séier heelen? Dëst kléngt vläicht wéi en infomercial fir engem ze-gutt-ze-ginn-richteg Pëlleform anhuelen, mä, an Tatsaach, ass et eng Invitatioun ze genéissen Äre Kierper d' erstaunlech Konterstäerkt selwer geschäerft - eng Fähegkeet, datt méi Kick ass wann een kierperlech Aktivitéit engem Deel maachen vun Ärem Alldag.

"Et gëtt kee Medikamenter oder Nahrungsergänzung, deen iwwerhaapt kënnt fir all déi Effekter ze hunn, déi Übung mécht," huet en Dokter viru kuerzem gesot.

Gutt Fitness huet global Heeleneffekter, funktionnéiert gläichzäiteg op verschidde Systemer fir mental, spirituell a kierperlech Gesondheet ze verbesseren. An Tatsaach, Übung AIDS bal all System am Kierper. Well dëse Systemer vernetzt sinn, et kann sinn schwéier ze Kategorie Übung d'vill spezifesch Virdeeler. Dofir, am Interesse vun der Ausübung op d'mannst e bësse méi vun et ass erheblech wéinst. Ech fannen medizinesch a spirituell Experten iwwer dëse Fakt averstanen. Eppes wéi all Dag Spazéieren kann sou en Effekt op lech hunn. Sech abonnéieren fir dës Theorie. Kardiovaskulär Übung ass net nëmme wichteg fir Gewiichtkontrolle an allgemeng Fitness. Et kann de Risiko vum Doud vu Häerzkrankheeten (a Kriibs) wesentlech méi niddereg maachen, laut enger 20-Joer Studie publizéiert am International Journal of Obesity am August 2005 - och fir Eenzelpersounen mat engem Kierpermasseindex an der fettgewichte.

Äre Kierper bewegt huet déiwer biochemical an ofbaut Effekter datt Ausdauer verkënnegt, dorënner Ënnerstëtzung moderating gutt a schlecht Cholesterin Niveauen - e groussen Risiko Faktor am coronary Häerz Krankheet.

Fuerscher hunn erausfonnt datt Inaktivitéit eis e méi héicht Risiko fir altersgerecht Demenz, Alzheimer an allgemenge kognitiven Ënnergang stellt. Elo, méi rezent Fuerschung ass suggeréiert datt esou wéineg wéi dräi Méint vun aerobic Konditioun kann encouragéieren d' Gehir ze wuessen nei Nerve Zellen. Tatsächlech sinn eis Gehir bemierkbar, flexibel a fäeg nei neurale Verbindungen am ganze Liewen z'entwéckelen. Ausübung erhéicht den Opname vun engem Wuesstumsfaktor am Gehir, deen Neuronen hëlleft besser ze schaffen, verännert genetesch Musteren a verbessert de Bluttfluss, wat e méi schnell Entstoe vun Neuronen encouragéiert an eis Konzentratiounsfäegkeet verbessert.

Übung spillt eng staark Roll am Reguléierung Hormon a Blutt-Zocker Niveauen, hëllefen ze schützen och déi Leit am héichen Risiko vun Entwécklungslänner Hormon-Zesummenhang Cancers an Typ 2 Diabetis, an hëllefen deenen déi do entwéckelen esou Krankheeten ze hinnen méi managen erfollegräich.

"Leit déi Übung regelméisseg hunn reduzéiert Risiko fir d'gemeinsam kal," seet Nieman, deen zu Studien Punkten déi Leit soen , déi kierperlech fit sinn Rapport
60 bis 90 Prozent manner Erkältunge wéi déi, déi sedentär sinn. Übung ass geduecht fir Ënnerstëtzung excellence an enger Rei vu Méiglechkeeten: duerch

Bakterien aus der Longen duerch Stoppen fräi vlaicht verbrannt an Circulatioun; vun carcinogens Douche Keng eraus vun de Kierper mat Pipi an Schweessen; an duerch eng héich Konzentratioun vu antibodies a wäiss Blutt Hellewull Zellen (déi d'Kierper Ofwier Zellen) ëm de Kierper op eng schnell Tarif. Et ass och méiglech datt d'temporär Héicht vun der Kierpertemperatur de bakterielle Wuesstum ka vermeiden - eng Zort vu selwer geschaafte Féiwer. Schlussendlech Übung verlangsamt d'Verëffentlechung vu Stress-verbonnen Hormonen. Stress erhéicht d'Chance op Krankheet, a kierperlech Aktivitéit hëlleft de Stress ze entlaaschten op Weeër déi de Geescht-Kierper an d'Nervensystem Gesondheet ënnerstëtzen.

Eng Primärschoul emol vun Depressiounen, awer, ass opgepasst Motivatioun - an androen läit d'Schwieregkeet Übung an mat dem Zyklus vun bis Paus Depressiounen.

Eng fréi moies Fouss oder Gelaachs ass eng gutt Zäit ze engagéieren am Gebiet an Gespréich mat der Good Doctor. Merci soe fir Féierung Dir d' Kraaft ze gin bis fréi an schaffen fir Him a Planung Är Dag ze schaffen fir Him. Dir braucht Übung fir Ausdauer fir kierperlech a geeschteg Aktivitéit ze bauen.

Eng Kéier, un där Zäit wou meng Paschtouer virun der Kierch opgestan hat fir seng Priedegung ze liwweren, hat ech ugefaang ze schlofen. De Message d'Paschtouer war interessant, mä egal wéi schwéier ech probéiert, ech kéint net fir meng Aen oppen. Ech falen geschlof, nëmmen un wakreg an wann ech wéilt lech mäi Kapp falen Richtung meng Këscht. Deel vun de Problem war ech war aus engem Mangel vun kierperlech Leed Übung. Würze am Kierch war nëmmen en Deel vun de Problem. Et gi spirituell Virdeeler fir kierperlech Übungen déi doriwwer eraus wakreg bleiwen während Ärem Paschtouer.

D'Bibel seet datt Äre Kierper en Tempel fir den Hellege Geescht ass (1 Korinthians 6:19). Wann Äre Kierper den Tempel ass, da kann Äre Gehir ganz gutt den Trounzëmmer sinn. De Gehir ass do wou Gott mat eis kommunizéiert. Awer wann den Tempel ronderëm den Trounzëmmer fällt, kann d'Kommunikatioun och zerbriechen.

Ech vun Ufank un sëtzt ee vill. Ech sëtzen bei Aarbecht. No der Aarbecht sinn ech heem komm a souz. Et ass schwéier Fernseh ze kucken oder am Internet ganz laang ze surfen beim Stand. Dir kënnt e bësse Schiirmszäit kréien wann Dir op engem Treadmill leeft oder d'Ausübung op all aner oprecht aerob Maschinn mécht. Awer et ass net sou entspaant wéi Dir op engem Canapé sëtzt oder einfach e Still mat Äre Been proppéiert.

Verschidde Leit benotze Studien als Grond fir ze sëtzen. Dat funktionnéiert gutt an der Schoul. Et och Wierker gutt wann Äre Beruff verlaangt studéiert. Et ass och méi einfach d' Bibel ze liesen a ze studéieren wann Dir sëtzt.

Awer ze vill Sëtzen wäert Iech schlussendlech ëmbréngen.

Et ass einfach ze vill ze sëtzen an eise Kierper ze wéineg ausüben . D'Konsequenz ass dat Blutt sech an eise Been setzt an aus eisem Gehir verréit.

Äre Trainingsprogramm funktionnéiert gutt fir dësen. Frot de Gutt Dokter ob hien Äert Trainingsprogramm stëmmt.

Halen Iech motivéiert wëssen dass Dir wäert ginn Iech weider Kader folgend geeschtege Mosconi Virdeeler vun regelméisseg Übung. Dir kënnt déi Persoun ginn déi Gott Dir designt huet fir ze sinn.

Eng staark gesonde Kierper hëlleft verzauberen eise geeschtege Liewen. Et gëtt eis d' Fäegkeet anerer ze hëllefen op Weeër wéi se sech net selwer hëllefe kënnen. Et hëlleft eise Kierper bei der Entfernung vu Toxinen an Offäll, déi eis Organer verstoppe kënnen an eis lues, krank a midd maachen.

Wa mir eis zréckbezéien fir ouni regelméisseg kräfteg kierperlech Aktivitéit ze sëtzen an ze léien, ginn eis Muskelen a Kierperorganer schwaach. Krankheet veruersaacht den inaktive Kierper wéi Onkraut an en onbemannt Gaart. Amplaz aneren ze hëllefen, vertrauen mir op anerer eis ze hëllefen. Och wann Ëmstänn ausserhalb vun eis Kontroll e puer vun eis kënnen an d'Positioun setzen fir gehollef ze ginn, ass et net eng Positioun déi mir solle wielen.

Dir hutt et scho gesot héieren, Idle Hänn sinn den Däiwel's Workshop. Och wann et net verbatim an der Bibel fonnt gëtt, gëtt et d'Wahrheet zu dësem vertraute Spréch.

Gott huet seng Leit beoptragt 6 Deeg ze schaffen a fir de siwenten ze raschten (Exodus 20: 8). Dëst ass geschitt all de Wee zréck an de Gaart vun Eden virum Adam an d'Eva gesënnegt (Moses 2: 3).

Mangel un Ausübung oder nëtzlech kierperlech Aktivitéit befreit sech Zäit fir aner manner deugend Verfollegungen. Op der flip Säit, regelméisseg Übung a nëtzlech kierperlech Aktivitéit hëlleft eis Charakter ze stäerken an hëlleft eis Nee ze soen fir Versuchungen ze maachen fir Saachen ze maachen déi eis vu Gott ewechzehuelen.

Probéiert en Übungsprogramm opzebauen an kartéiert dann Äre Cours un wéi vill Mol Dir krank war a wéivill Mol d'Krankheet kuerz war.

D'Good Doctor stëmmt vun Medezin wann néideg , mee hien och hofft fir e Medikament gratis Ernährung fir dech an Hien ass du Féierung entscheede.

GESONDHEET GËTT FELLOWSHIP

D'Firma déi Dir hält wäert vill ze dinn hunn mat wéi eng Strooss Dir am Liewen reest.

Wann Dir net awer hänkt ronderëm eng Rëtsch vun Drunken, wäert Dir lech selwer ee ginn.

Wollt den Trainer awer, wann Dir eng ganz Rëtsch Ënnerdaach ronderëm vun

Chrëschten duerch Gemeinschaft Dir wäert wahrscheinlech ginn ee selwer. Dëst ass ee Grond firwat ech d' Kierchendéngscht encouragéieren . Ech hunn ëmmer gegleeft der Gemeinschaft Aspekt vu Kierch ass grad esou wichteg wéi de Message kritt Dir dat wëssen.

(1) Gesellschaftsbidden a Worship

A weis Kand vu Gott weiderdroën meets Privatbesëtz mat den Här am Gebiet, luewen a Frëndschaft, mä et muss ausgeglach ginn eraus mat juristescher mol vu Kult a gebiet mat anere Saints. Schrëft ass replete, souwuel an der Old and New Testament, mat der Natioun vun Israel an der Saints vun der Kierch weider zesummen ze sammelen. D'Jünger an d'Nofolger vum Jesus waren ëmmer "iergendwou" zesumme virun allem an 'ieweschte Raim'. (Luke 22:12 a Johann 20: 19-25)

An Akten 1: 13-14 hunn d'Jünger, d'Fra, déi de Jesus gefollegt hunn, an d'Maria, de Jesus vu Jesus, all zesumme gesammelt, mat engem Geescht, sech fir d' Bidden an d' Verweidung ze widmen . Dëst ass och fonnt an Akten 2: 42-43, wou si sech kontinuéierlech fir d'Léier, d'Gemeinschaft, d'Broch gebrach, a Gebied widmen.

(2) Kierper Gesondheet

I Korinther 12: 18-21, 25 seet: "Fir de Kierper ass net ee Member, mee vill. Awer elo huet Gott d'Memberen, jidderee vun hinnen, am Kierper gesat, sou wéi hie gewënscht huet. Wann si all een Member wären, wou wier de Kierper? Elo sinn et vill Memberen, awer ee Kierper. An d'Ae kann net zu der Hand soen, 'Ech hunn Iech kee Bedierfnes ', oder nach eng Kéier de Kapp op d'Féiss, 'Ech hu kee Bedierfnes vun Iech' ... fir datt et keng Divisioun am Kierper gëtt, awer datt de Membere kann hunn d' selwecht ëm aneren fir een. "

(3) Gitt a kritt

D'Dräifaltegkeetskierch huet zu der Kierch Geschenker entscheet, datt si eigentlech ze ginn benotzt corporately a speziell ze préschen an edify anerer. D'Resultater si Gott ze Herrlechkeet! An Réimer 12: 3-8, Gott de Papp huet eng Moossnam vum Glawen, Gnod a Geschenker fir all eenzelne Gleewegen. Jidderee kritt de genaue Betrag kritt deen Gott virgesinn huet fir säi Ministär an d' Schicksal ze erfëllen . D' Geschenker entscheet an Roman 12 sinn ze préschen anerer wéi mir Erfahrung Freed an ofhält hinnen wann et drëms geet , fir de Kierper vu Christus. Et ass ëmmer "aner zentréiert".

Paul Staaten och zu Epheser 4: 7-13, datt de Jesus den "e puer" den Apostelen, Prophéiten, Evangelisten, Paschtéier, an Enseignanten ... fir de virbereeden, anzesetzen, an perfecting vun der Saints, fir do d' Aarbecht vum Service bis mer all erreecht d'Eenheet vum Kierper a d'Wësse vum Jong vu Gott. "

Dann am I Korinthians 12 seet de Paul datt den Hellege Geescht jidderengem d'Manifestatioun vun de Kaddoe vum Hellege Geescht fir d " Allgemengheet 'gëtt. Dofir, wann Dir en Deel vun enger lokaler Gemeinschaft sidd, ginn all dës Kaddoe kritt, sou datt Dir zwee këmme ginn a kréien, wat Gott ganz erfreelech ass.

(4) Observatioun vun den Ordonnanzen

Zwee grouss Uerden vum Kierper sinn Kommunioun an Daf. Dës goufen vum Jesus selwer institutéiert an ordonnéiert a staark recommandéiert fir allgemeng kierperlech gefeiert ze ginn. De Luke seet an Akten 2:42, si hunn all Dag

Brout zesumme gebrach. An ech Korinthians 11: 24-26, Paul deelt iwwer de Lord d'Supper Kader der Zäit Rumm wéi oft wéi Dir do ass, do ass et am Erënnerungsowend vun Him.

Et gëtt ee méi Element dat ech gleewen d'Gesondheet vun de Gleeweger ass, dat ass selwer ze ënnersichen ier Dir Kommunioun kritt. Stellt lech vir wéi gesond, kierperlech a spirituell, de Kierper vu Christus wier wann mir dat méi konsequent a richteg maachen.

Et ass och eng Freed wann en neie Gleewegen dem Här säi Beispill gefollegt huet a gedeeft gëtt. Wéi de Gleewegen sech mam Christus ëffentlech identifizéiert, gëtt et e wonnerschéinen Event déi d'ganz Famill vum Glawe kritt ze Zeien an ze feieren.

Et gi Gesondheetsvirdeeler fir all Saachen, déi de Jesus involvéiert hunn, De gudde Dokter, Kierch, Gebied, Vereedegung, Gemeinschaft an all Saachen déi Iech vum Good Dokter dirigéiert hunn.

Tiischt ka souguer kompatibel sinn fir dëst. Dir geschafft schwéier all Woch an sinn Féierung engem Prozentsaz un der Aarbecht vun der Good Doctor.

Ech hu positiv Biller fir eis ze hëllefen dat Gutt ze visualiséieren dat dobaussen ass.

Wierder motivéiere mech, awer vill Mol maachen d' Biller d' selwecht. Ech wëll friddlech Gedanken hunn. Ech gär datt Schrëften en Deel vu mengem Liewen sinn. John 3:16 ass ee vun de gréissten versus vun hinnen all. Vläicht dat sollt ginn de Präis vun mengem Buch $ 3,16 als eng Éier fir déi Schrëft.

MAACHT D'GODE DOKTOR HELP MAT STRESS?

Dëst ass ee vun de beschten Virdeeler déi mir wäerten hunn andeems Dir mam gudde Dokter Frënn sidd.

Hutt Dir jeemools souz an geduecht firwat war haut sou friddlech? Mat der Good Doctor Partnerschafft du kanns hunn e wëssen, datt géif Tréine een aneren ausser an dir eigentlech eng gutt Dag hunn. Jiddereen Deals mat Stress op e puer Punkten, an Chrëschten sinn net immun an d'fiert an alleng vum Liewen.

Stress tendéiert eis ze schloen wa mir iwwerspann sinn, wa mir krank sinn, a wa mir ausserhalb vun eisem sécher a vertraute Ëmfeld sinn. Wa mir ze vill Verantwortung iwwerholl hunn, a Zäite vun Trauer an Tragedie, wann eis Ëmstänn aus Kontroll erauskommen, fille mer eis gestresst ginn. A wann eis Basisbedierfnesser net erfëllt sinn, fille mir menacéiert an Angschtgefiller.

Meescht Chrëschten deelen d'Iwwerzeegung, datt Gott ass souverän a Kontroll vun eisem Liewen. Mir gleewen datt hien eis alles ginn wat mir brauchen fir ze wunnen. Also, wann Stress herrscht eisem Liewen, iergendwou laanscht de Wee mir hunn eis Spiller drop agestallt fir Vertrauen an Gott verluer. Dat ass net geduecht fir ze implizéieren datt eng Stress-gratis Existenz a Christus einfach ze kréien ass. Sou wäit et.

Vläicht hutt Dir dës Wierder vun engem anere Chrëscht an engem vun Äre Momenter vu Stress héieren: "Wat Dir maache musst, Bru, ass just Vertrauen Gott méi." Wann et just sou einfach wier, awer e Partenariat mam gudden Dokter ginn Iech d'Instrumenter fir mat Stress ëmzegoen. Wann Dir wësst datt eppes eescht falsch ass, ass de schnellste Wee fir d'Léisung ze loossen datt Dir e Problem hutt. Heiansdo ass et net einfach zouzeginn datt Dir kaum un engem Fuedem hänkt an et schéngt net Ären eegene Liewen ze managen.

Erkennen vum Problem erfuerdert éierlech Selbstbewäertung an bescheidener Beicht. De Psalm 32: 2 seet: "Jo, wéi eng Freed fir déi, deenen hir Häre Schold vu Schold ewechgehäit hunn, deenen hir Liewe ganz gehale ginn!" (NLT)

Wa mir éierlech mat eisem Problem këmmeren, kënne mir fänken un Hëllef ze kréien. D'Handbuch weess datt mir Probleemer stellen an d' Handbuch (Bibel) ass dat Tool an de Message dee mir brauchen.

Wann Dir mat Besuergnëss iwwerwonne bass, Stress a Verloscht, méi wéi jee, Dir braucht fir béid zu Gott. Hien ass Är ëmmer präsent Hëllef an Zäiten vun lerger. D' Bibel empfielt alles fir hien a Gebied ze huelen.

Dëse Vers an de Philippians offréiert déi bequem Verspriechen datt soubal mir bidden, eis Geescht duerch en onerklärbare Fridde geschützt ginn:

Mengt net ginn Angschtgefiller iwwer eppes, mee an alles, vum Gebiet a Petitioun, mat Thanksgiving, presentéieren Är Demanden fir Gott. An de Fridde vu Gott, déi transcends all Versteesdemech, wäert Gard Är Häerzer an Är housch zu Christus Jesus. (Philippians 4: 6-7, NIV)

Gott versprécht eis Fridden iwwer eis Fäegkeet ze verstoen. Hie versprécht och Schéinheet aus den Äsche vun eisem Liewen ze kreéieren wéi mir entdecken datt Hoffnung aus Verloscht a Freed kënnt aus Zäite vu Brokenness a Leed. (Jesaja 61: 1-4)

Hei sinn nëmmen e puer Beispiller vum Stress reliéise Vers vun der Bibel :

2 Pierre 1: 3
Seng helleg Kraaft huet eis alles wat mir fir d' Liewen a Gottgottegkeet brauchen duerch eist Wëssen iwwer Hien, deen eis geruff duerch seng eegen Herrlechkeet a Guttheet. (NIV)

Matthew 11: 28-30
Du sot de Jesus, "Kommt op mech, all vun iech déi midd sinn a schwéier Laascht droen, an ech ginn dir Rescht. Huelt meng Joch op Iech. Loosst mech léieren Dir, well ech ech bescheiden an sanft, an Dir wäert Rescht fannen fir Är Séilen. Fir mäi Joch passt perfekt, an d'Laascht déi ech Iech ginn ass liicht. " (NLT)

Johann 14:27
"Ech ginn iech mat engem Kaddo - Fridden vu Geescht a Häerz. An de Fridden, deen ech ginn, ass net wéi de Fridden, deen d' Welt gëtt. Also sidd keng Angscht oder Angscht." (NLT)

Psalm 4: 8
"Ech wäert leien verwandelt an Fridden a schlofen, fir dech eleng, O LORD, wäert mech sécher halen." (NLT)

Dir braucht ze ginn Gewunnecht mat dësen oder anere wéi Schrëften a ginn kënnen ze deelen se mat äre Frënn. Bedenkt den Good Doctor huet vill Tools fir Iech fir am Alldag ze benotzen.

E Frënd huet mir eng Kéier gesot: "Ech fannen datt et bal onméiglech ass ze stressen a Gott zur selwechter Zäit ze Iuewen. Wann ech Stress, fänken ech just ze luewen an de Stress schéngt nëmme fort ze goen."

Lueft a Verehrung huelen eis Gedanken of vun eis selwer an eis Probleemer, a fokusséiere se op Gott. Wéi mir ufänken Gott ze luewen an ze verweilen, schéngen op eemol eis Probleemer kleng am Liicht vun der Largeness vu Gott. Musek ass och berouegend fir d'Séil. Nächst Kéier du bass Gefill betount, probéiert folgende mäi Frënd d' Berodung an gesinn wann Äre Stress un net fänken opgehuewe.

D'Liewe kann Erausfuerderung a komplizéiert sinn, a mir si vill ze villfälleg an eisem mënschleche Konditioun fir déi onverhënnerbar Schluechte mat Stress ze entkommen. Awer fir Chrëschten, Stress kann och eng positiv Säit hunn. Et kann den éischten Indikator sinn datt mir ofhängeg vu Gott all Dag op Stäerkt gestoppt sinn.

Mir kënnen loosse Stress ginn e Rappel , dass eise Liewen hunn drifted ewech vu Gott, eng Warnung, datt mer erëm an oof fir de Rock vun eis ze maachen brauch Erléisung.

APPENDIX

Ech posten e puer interessant Gedanken a Saachen fir lech ze denken wéi mir dëse Projet ofschléissen.
Wann ech eng Meenung hunn anescht wéi di, mécht dat mech richteg an Dir sidd falsch? Neen. Ech soen wéi d'Wuert mech erreecht.
Et gi vill Mol datt d' Wuert en anere Message mat de selwechte Wierder huet.
Dofir ass d'Handbuch ganz wichteg fir mech, a soll fir lech sinn och.
Ech recommandéieren eng Bibel Iwwersetzung ze fannen déi Dir sidd bequem mat a verbréngt all Dag Zäit am Wort. Dir wäert Gesondheetsvirdeeler vun dësem entdecken.

DER ZEN COMMANDMENTS
Ech wëll dës wierklech oplëschten an op dëst als Ganzt beréieren. Ech hunn

Meenung iwwer dës héieren an ech muss meng zwee Cent Wäert ginn.

1 Keng aner Götter viru mir.
"Dir sollt keng aner Götter viru mir hunn."
-Exodus 20: 3
Am Hibléck vu senger Souveränitéit a senger Guttheet (vs. 2) gi mir gebieden, keng aner Götter virum Här ze hunn.

2 Du solls kee selwer e geschniddene Bild maachen. "Dir sollt Iech net selwer e geschniddene Bild maachen ..."
-Exodus 20: 4
Déi éischt an dat zweet Gebot ginn Hand an Hand, souwuel betounen se d'Noutwendegkeet eis Verehrung exklusiv un deen eenzege Gott ze ginn. D'Israeliten hunn dëst Gebot verletzen an hunn hir eege graven Bild gemaach, e gëllene Kallef, och ier de Moses vum Bierg erofkomm ass.

3 Dir däerft den Numm vum Här Äre Gott net vergeblech huelen.
"Du solls den Numm vum HÄR äert Gott net vergeben ..."
-Exodus 20: 7

Ze huelen Gott senger Numm an ëmsoss ass ze benotzen et an eng eidel oder Sprooch Manéier. Well "et keen aneren Numm ënnert dem Himmel ënnert Männer duerch déi entscheet ass mir gerett ginn muss," muss mer virsiichteg sinn ze amplaz den Numm Plëséier vun Gott mat Éier a Aktiv (Akten 4:12).

4 Erënnert de Sabbat Dag un.
"Denkt un de Sabbat, fir et helleg ze halen."
-Exodus 20: 8
A Wäisheet a Gnod huet Gott senge Leit gebot fir e wëchentlechen Dag vu Rescht ze beobachten. De Sabbat war an der Imitatioun vu Gott senger eegener Aarbecht an der Schafung ze observéieren (Exod. 20:11), souwéi Seng Erléisungsaarbecht (Deut. 5:15).

5Honor Äre Papp an deng Mamm. "Éier däi Papp an deng Mamm ..."
-Exodus 20:12
De fënneften ha ass President hätt vun der Apostel Paul, deen et als "déi éischt ha mat verspriechen" (EPH 6.: 2) beschreift. Gott Éieren heescht d' Autoritéit ze Éieren, déi Hien an eis Liewen gesat huet.

6 Dir däerft net dout maachen. "Dir dierft net dout maachen."
-Exodus 20:13

D'Ofhuelen vum Mënscheliewen ass ausdrécklech verbueden. De Jesus beschäftegt sech iwwer dëst Gebot an der Berchtsbericht, a weist datt de Sënn vu Mord am Häerz ufänkt (Matt. 5: 21-22).

7 Dir däerft net Iwwerschoss verflichten. "Du solls keng Erwiermung maachen."
-Exodus 20:14

D'Hellegkeet vum Bestietnes gëtt duerch d'ganz Schrëften opmierksam gemaach. De Christus erënnert eis am Matthew 5: 27-30 datt d'Bestietnesrelatioun fläisseg muss iwwerwaacht ginn.

8 Déi dierf net klauen. "Dir sollt net klauen."
-Exodus 20:15

Déifstall ass vu Gott verbueden. Amplaz musse mer eis zefridde sinn mat deem wat mir hunn a vertrauen Gott fir all eis Bedierfnesser am Christus Jesus ze liwweren (1 Tim. 6: 6; Phil. 4:19).

9 Dir sollt kee falscht Zeien hunn.
"Dir sollt kee falscht Zeien géint Ären Noper ofginn."
-Exodus 20:16
Éierlechkeet muss ëmmer eis Ried a Verhalen karaktriséieren . Fir Bier falsch Zeien géint eise Noper ass en affront fir eng helleg Gott Wien selwer "d'Wourecht an d'Liewen" ass (Johann 14: 6).

10 Dir dierft kee gär.
"Dir dierft net gär. Alles wat dem Noper ass."
-Exodus 20:17
Gott huet versprach, all eis Besoinen ze treffen, souwuel spirituellen a kierperlech, a mir sollen dofir Inhalt ginn mat irgend Hien huet gëtt (Phil. 4:19; Matt. 6:33; Projet 13:. 5).

Wéi wier et mat engem Kid seng Versioun? Är Kanner musse sech mat den eigentleche Geboter vertraut maachen mat enger Sprooch déi se verstoe kënnen an hir bezéien.

De Jesus sot ëmmer "Loosst d'Kanner bei mech kommen." Är Aufgab wann Dir Erwuesse sidd ass ze erënneren wat de Jesus gesot huet an se encouragéieren de Jesus ze gesinn. De Gutt Dokter gëtt Iech hei grouss Verantwortung.

Eppes wat ech iwwer déi 10 Geboter wëll soen, ass eppes wat ech staark u gleewen. Ech hunn Referenz zu den 10 Geboter fir déi modern Welt héieren. Versioun vun haut vun den 10 Geboter. si waren modern wann se geschriwwe goufen. Si sinn grad esou modern haut. D'Wuert soll ni geännert ginn fir an all Szenario ze passen. D'Wuert ass d'Wuert a soll ni geännert ginn.

D' Good Doctor ass net e puer ale Mann sëtzt op Seng Virhal an engem rocking Presidence. Vläit maacht hien dat heiansdo awer hien ass sou staark a jugendlech plus eeler all gläichzäiteg an een anzepaken.

Dir sidd net lass ze léieren Him näischt? Versteet hien den Internet a Saachen wéi HTML Kodéierung? Wann et Wichteg wier fir Him jo. Wann net Hien wichteg ass, wäert hien dat fir e verreenten Dag spueren .

INTERESSANTE FAKZEN VUN DEN GUTT Dokter

Iessgewunnechten
De Jesus huet Brout giess dat e gemeinsamt Iessen duerch d'ganz Geschicht war. Hien och giess propper Fleesch sou wéi Lämmche a Fësch. Hien huet och Eeër giess well hie sot eemol datt Eeër e gutt Kaddo sinn. D' Alen Testament seet, datt de Jesus géif iessen Botter an Hunneg an och giess broiled Fësch an Eeër.

2: Schräiner vu Beruff
De Jesus war bekannt als Schräiner an dëst weist datt hien net nëmmen am Haus vum Schräiner opgewuess ass, mee hien huet och do genuch geschafft fir d'Leit ze kennen him als Schräiner ze kennen.

3: Gebuertsdatum
Et gëtt kee Rekord vu sengem Gebuertsdatum awer gëtt allgemeng de 25 Dezember all Joer gefeiert. Vill Geléiert soen datt hien iergendwou am Wanter oder am Fréijoer gebuer gouf.

4: De Jesus a säi Koseng

De Johannes de Baptist war dem Jesus säin zweete Koseng. D'Maria (d' Mamm vum Jesus) an d' Elisabeth (d' Mamm vum John) ware Koseng. De John war ongeféier 6 Méint méi al wéi de Jesus. Si ware ganz wahrscheinlech während hirer Kandheet zesummen ze sinn an och als jonk Männer opgewuess.

5: Famill

Jesus hat puer Halschent Bridder a Schwësteren. Op d' mannst e puer vu senge Bridder goufen James, Joses, Simon a Judas genannt, awer et war keen Numm vu senger Schwëster an der Bibel. Eraus vun der Geschicht et seet dass James gouf de Chef vun der Kierch zu Jerusalem.

6: Seng Passiounssäit

D'Bibel weist e puer vu ganz passionéierte Szenen aus dem Liewe vu Christus. Hien huet den Ënnergang vun de Sueverännerer am Tempel verursaacht a gouf zu Tréinen an der Aktualitéit vum Doud vum Lazarus geréckelt.

7: Mann, dee Jesus gehollef huet

Et war e Mann ze hëllefen Jesus Wehrdienstverweigerer droen d' Kräiz bis un Golgotha war Simon. Dëse Mann war vu Cyrene deen och Niger genannt gouf. Hie war aus dem Land Libyen. De Simon hat zwéi Jongen, déi an der Fréi Kierch bekannt waren.

8: De Jesus séngt um Kräiz

Éischt Joerhonnert hunn d'Judden ëmmer de Psalms gesonge a si goufen an hirer Ganzheet gesonge. Et ass erausfonnt datt de Jesus de Psalmen zitéiert huet während der Däischterste Stonn op Golgota.

9: Teenager Jünger

Am éischte Joerhonnert, wéi e Jong seng fréi Teenager erreecht huet, gouf hie als e Mann ugesinn. E renomméierte Schüler argumentéiert datt all déi zwielef Jünger an hirem spéiden Teenager waren.

10: Parfum

Just viru sengem Doud huet d'Maria vu Bethany de Jesus mat engem staarken Duft gesalf. Wann Hie gouf geholl aus iwwer d' Kräiz dann dass staark Parfum war gehait op him an de Montant vun de Parfum war selwecht wéi déi vum Kinnek.

Also wéi hien aus sengem Doud opgestan ass, war hie parfüméierend. De Psalmen bezitt et och profetesch of.

En anert interessant Fakt iwwer de Jesus Christus war datt hien e Master an der Ironie an der Witz war, déi mir vu ville vu senge Aussoen Zeien . Well mir am 21. Joerhonnert liewen, feelen eis einfach d'Benotzung vum Humor, deen de Jesus regelméisseg benotzt. De Jesus huet d' Geschicht vun Israel ofgeschloss an hien huet se an d'Detailer eräm gespillt.

E puer méi..........

1. De Jesus huet säin Numm vun engem Engel vu Gott kritt, deen de Jouseph gesot huet, datt d'Maria duerch den Hellege Geescht schwanger war an net vun engem Mënsch. De Joseph war fir d' Maria ze trennen , awer den Engel huet him gesot dat net ze maachen an dem Kand Jesus ze nennen.
2. Jesus war eng zimlech heefeg Numm an der éischter Halschent vun den éischten Joerhonnert A.D. Et heescht an Hebräesch: "Gott rett".
3. De Jesus huet net hunn eng lescht Numm wéi eis an der 21. Joerhonnert.

Christus ass net säi lescht Numm, mee e Titel datt heescht "d'Fra eng".

4. Obwuel Millioune vu Leit feieren der Gebuert vu Jesus op 25 Dezember, déi Geléiert averstanen dass hien net op, datt Dag gebuer gouf. Säi Gebuertsdag ass am Dezember gefeiert well dass den Datum vun der jiddescher Festival war vun Lumières, genannt de Festival vun Hanukkah, déi gefall op 25 bis 30 Kislev. Keen weess wierklech genau wéini de Jesus gebuer gouf. Verschidde Schüler gleewen datt de Jesus kéint sinn am Fréijoer oder am Summer gebuer.

5. D' Bibel seet net soen wéivill weis Männer huet ze gesinn Jesus. D' traditionell Nummer vun dräi ass entstan well dräi Kaddoen si genannt.

6. De Stär vu Betlehem war héchstwäert eng astrologesch Verbindung vum Saturn an dem Jupiter. Rumeure ass et, datt de Stär hätt ginn eng Nova oder engem neie Stär; e Koméit; oder eng Alignéierung vum Jupiter mam Stär Regulus.

7. Leit hunn goufen mat "Xmas" zënter der 1500s. Wann Dir "Xmas" seet, dauert Dir net de "Christus" aus "Chrëschtdag". Op Griichesch, "X" oder Chi, ass deen éischte Buschtaf vum Christus Numm.

8. D'Wise Männer hu vläicht de Jesus net als Neitebier begéint. Vill Geléiert gleewen datt si ukomm sinn wéi de Jesus tëscht 1 an 2 Joer al war. Wéi si koumen, seet d'Bibel datt se de Jesus bei senger Famill besicht hunn, net op der Plaz vu senger Gebuert.

9. Nodeems déi schlau Männer him net iwwer dem Jesus senger Gebuert bericht haten, huet den Herodes den Uerder ginn all Jongen zu Betlehem a senger Ëmgéigend ze ëmbréngen , déi méi jonk waren wéi 2 Joer. D'Experten schätzen datt tëscht 7 an 20 Kanner wärend dësem Massaker ëmbruecht goufen.

10. De Jesus war deen éischten an eenzege Puppelchen, deen zu enger Jongfra ass gebuer, an den eenzege Mënsch, dee jeemools e sënnlos Liewen huet.

11. Bethlehem, der Gebuertsplaz vum Jesus, heescht "Haus vum Brout."

12. Dir wësst dës Szen déi mir dacks gesinn, wou de Joseph an déi schwanger Maria op Betlehem ginn, an de Joseph ass wärend e Spawak féiert, op deem d'Maria fiert? D'Bibel seet ni d'Maria wier op engem Esel reiden (si hu vläicht gelaf).

13. Jesus war net wäiss, als stäerkste Portraite vun him géif hunn eis gleewen. D'Bibel deklaréiert dem Jesus seng Juddegkeet, dat heescht datt hie méiglecherweis hell bis donkelbrong Haut hat.

CONCLUSION

Meng Fuerschung zitt nëmmen eng méiglech Konklusioun, datt de Jesus war an de gudden Dokter war. Keen kann streiden ween Hien war. Dir kënnt Froen hunn iwwer Him mee dat kéint Féierung fir Fuerschung a Wëssen iwwer Him, mä de Identitéit soll ni ginn gefouert. EVER.
Liesen meng eege Wierder widderhëlt mäi Glawen un de Gutt Dokter. Ech hu mech drop agestallt fir Iech ze hëllefen, awer ech hu vläicht scho selwer dem Virworf zum Chouerkonzept gepriedegt.
Vläicht ass dat e gudde Saz.

Wann alles hei geschriwwen huet Iech gehollef, wëll ech vun lech héieren.

Äre Partner am Team vun der Good Doctor ....
Jks1227@yahoo.com

www.ingramcontent.com/pod-product-compliance
Lightning Source LLC
Chambersburg PA
CBHW070427220526
45466CB00004B/1571